全国高等教育五年制临床医学专业教材精编速览

组织学与胚胎学

主　编　刘俊文　蔡维君
副主编　海米提　范立青　肖红梅　肖　玲

中国健康传媒集团
中国医药科技出版社

内容提要

本书是全国高等教育五年制临床医学专业教材《组织学与胚胎学》的精编速览，分为 26 章。其紧扣教材知识点，精练教材重点、难点，有助于考生自我巩固所学知识和快速测试所学知识的掌握程度。本书可供全国高等教育五年制临床医学专业本科、专科学生和参加医学研究生入学考试的考生使用，也可直接作为医学生准备执业医师考试的模拟练习用书。

图书在版编目（CIP）数据

组织学与胚胎学 / 刘俊文，蔡维君主编 . — 北京：中国医药科技出版社，2018.12
全国高等教育五年制临床医学专业教材精编速览
ISBN 978 - 7 - 5214 - 0579 - 8

Ⅰ. ①组…　Ⅱ. ①刘…②蔡…　Ⅲ. ①人体组织学—高等学校—教材 ②人体胚胎学—高等学校—教材　Ⅳ. ①R32

中国版本图书馆 CIP 数据核字（2018）第 273264 号

美术编辑　陈君杞
版式设计　诚达誉高

出版　**中国健康传媒集团** | 中国医药科技出版社
地址　北京市海淀区文慧园北路甲 22 号
邮编　100082
电话　发行：010 - 62227427　邮购：010 - 62236938
网址　www. cmstp. com
规格　889 × 1194mm ¹⁄₁₆
印张　9
字数　220 千字
版次　2018 年 12 月第 1 版
印次　2018 年 12 月第 1 次印刷
印刷　三河市百盛印装有限公司
经销　全国各地新华书店
书号　ISBN 978 - 7 - 5214 - 0579 - 8
定价　**29.00 元**

《全国高等教育五年制临床医学专业教材精编速览》
《全国高等教育五年制临床医学专业同步习题集》

出 版 说 明

为满足全国高等教育五年制临床医学专业学生学习与复习需要，帮助医学院校学生学习、理解和记忆教材的基本内容和要点，并进行自我测试，我们组织了国内一流医学院校有丰富一线教学经验的教授级教师，以全国统一制订的教学大纲为准则，围绕临床医学教育教材的主体内容，结合他们多年的教学实践编写了《全国高等教育五年制临床医学专业精编速览》与《全国高等教育五年制临床医学专业同步习题集》两套教材辅导用书。

本教材辅导用书满足学生对专业知识结构的需求，在把握教材内容难易程度上与相关教材相呼应，编写的章节顺序安排符合教学规律，按照教案形式归纳总结，内容简洁，方便学生记忆，使学生更易掌握教材内容，更易通过考试测试。在《精编速览》中引入"重点、难点、考点""速览导引图""临床病案分析"，使学生轻松快速学习、理解和记忆教材内容与要点；《同步习题集》是使学生对学习效果进行检测，题型以选择题［A型题（最佳选择题）、B型题（共用备选答案题）、X型题（多项选择题）］、名词解释、填空题、简答题、病例分析题为主。每道题后附有答案与解析，可以自测自查，帮助学生了解命题规律与提高解题能力。

本书可供全国高等教育五年制临床医学专业本科、专科学生和参加医学研究生入学考试的考生使用，也可直接作为医学生准备执业医师考试的模拟练习用书。

中国医药科技出版社
2018 年 12 月

编　委　会

前　言

为了使医学生和相关专业学生更好地学习组织学与胚胎学知识，快速地掌握学习重点和难点，高效率地理解和把握核心知识，我们编写了全国高等教育五年制临床医学专业教材精编速览。《组织学与胚胎学》精编速览为全国高等教育五年制临床医学专业教材最新版《组织学与胚胎学》辅导用书，以全国医学院校教学大纲为依据，精练教材内容，突出重点，减轻医学生学习负担，改变信息太多、思考太少的现状。可供五年制医学生课后复习和期末备考使用，也可作为医学生参加各类相关考试的参考用书。

全书内容共分二十六章，内容简练、条理清晰、知识点集中，每章均有思维导图，且重点部分有下划线标出，有助于学生更好更快地掌握。每章配有案例分析，通过临床案例与相关问题的提出，能够让学生融会贯通该章节的基础知识，并进行相应的临床拓展。

本书由中南大学、南京医科大学、新疆医科大学三所高等院校教学经验丰富的一线教师编写，各章的编写人员均具有教授或副教授职称。编写力求符合现代医学教育的最新理念，帮助学生在较短的时间内掌握组织学与胚胎学的核心知识和基本方法。

书中可能存在一些疏漏和不足之处，恳请广大师生和读者批评指正。

编　者

2018 年 12 月

目 录

第一章 组织学绪论

重点	组织学及与组织学密切相关的概念；组织学常用计量单位；HE 染色技术与电镜技术的原理；组织化学技术基本原理
难点	组织、细胞对各种染色的反应性质，如嗜酸性、嗜碱性、异染性等
考点	常用染色技术；嗜色性

速览导引图

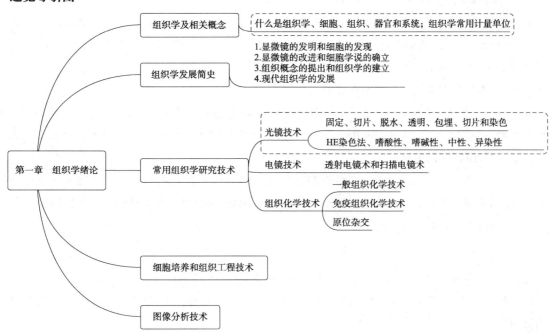

一、组织学的内容和相关概念

组织学（histology）是研究机体微细结构及其相关功能的科学，又称显微解剖学，是从组织、细胞、亚细胞和分子水平等多个层次对机体进行研究的一门科学。

细胞（cell）是人体的基本结构与功能单位，由细胞核、细胞质和细胞膜组成。

细胞外基质（extracellular matrix）是细胞产生并分泌到细胞外间质中的蛋白质和多糖类物质组成的细胞外微环境。

组织（tissue）是由形态相似、功能相关的细胞和细胞外基质构成。

基本组织：上皮组织、结缔组织、肌组织和神经组织是构成人体器官的基本材料，故称之为人体的四大基本组织。

器官（organ）由基本组织按照一定的方式有机地组合形成的结构，具有特定的功能。

系统（system）由若干功能相关的器官组成，能完成连续的生理功能。

分辨率和组织学研究常用的单位　分辨率是能分辨两点之间最短距离的能力。人眼的分辨率为 0.2 毫米，不能分辨机体的微细结构，故需借助光学显微镜（简称光镜，分辨率达 0.2 微米）或者电子显微镜（简称电镜，分辨率达 0.1～0.2 纳米）来观察。1 毫米（mm）= 10^3 微米（μm）= 10^6 纳米（nm）。

组织学是基础医学的主干课程，只有学好组织学才能在解剖学的基础上，从宏观到微观，全面掌握人体的形态结构，更好地分析和理解人体的生理过程和病理过程。

二、组织学发展简史

组织学的发展与显微镜等研究工具的发明和改进以及组织学技术的不断提高密切相关，可大致分为 4 个阶段。

（一）显微镜的发明和细胞的发现

1590 年荷兰的眼镜制造工匠师 Janssen 制成了第一台显微镜。1665 年英国人 Hooke 用自制的显微镜观察到软木塞薄片里的中空样小室结构，并称其为 "cell"，创立了 "细胞" 一词。

（二）显微镜的改进和细胞学说的确立

19 世纪中期以后，显微镜的放大倍数和分辨率获得了很大提高。1838 年和 1839 年，德国人 Schleiden 和 Schwann 分别指出植物和动物都含有细胞，细胞具有细胞膜、细胞内含物、细胞核和核仁，认为动物和植物都是以细胞为其结构、功能和发生的基本单位，从而创立了细胞学说。

（三）组织概念的提出和组织学的建立

1801 年法国人 Bichat 提出了 "组织" 的概念，认为机体的器官是由若干 "tissue"（编织物）构成。1819 年，德国人 Mayer 在对组织归纳时，创用了 "histology" 一词，组织学作为一门独立的学科由此正式建立。

（四）现代组织学的发展

20 世纪以来，由于各种先进的光学、电子显微镜和共聚焦显微镜等相继问世以及免疫学、生物化学和分子生物学等多学科的相互渗透和促进，组织学的研究进入了细胞—亚细胞—超微结构—分子水平的研究。

三、常用组织学研究技术

（一）光镜技术

固定、切片、脱水、透明、包埋、切片和染色是光镜技术的几个重要环节。

固定是利用物理或化学方法使组织的蛋白质（酶）变性凝固，以保存组织细胞生活时的形态结构和抗原性。固定剂指固定组织、细胞用的化学物质。

脱水是利用乙醇、丙酮、正丁醇等置换组织细胞中水分的过程。

透明是采用机溶剂浸透脱水后的切片使之质地透明的过程。

包埋是将脱水后的生物标本浸入石蜡、树脂等，使之具有一定硬度的过程。

切片是将组织样品制成可使光线或电子束透过的薄片的过程。

染色是在一定条件下使无色的组织或细胞的微细结构与染料作用产生颜色而能分辨。染料可分为碱性染料和酸性染料。组织和细胞成分对酸性染料亲和力强的特性称嗜酸性；组织和细胞成分对碱性染料的亲和力强的特性称嗜碱性；组织和细胞成分对两种染料的亲和力都不强的特性称中性；另外，经同一染色剂染色后不同组织或不同的细胞成分呈现不同颜色的特性称异染性。

光镜技术里包括多种染色方法，其中苏木精 - 伊红染色法（hematoxylin - eosin staining），简称 HE 染色法，是最常用染色技术。苏木精染液为碱性，能使细胞核内的染色质和胞质内的核糖体染成紫蓝色；伊红是酸性染料，能使细胞质和细胞外基质中的碱性成分着红色。HE 染色法可采用石蜡切片和冷冻切片。石蜡切片是将石蜡包埋后的样品放置在切片机上制作组织切片的过程。冷冻切片是将组织固定或不经固定，用液氮等迅速冻结后，在恒冷箱切片机上制作切片的过程。

1. 石蜡切片（paraffin sectioning）流程

取材→固定（常用甲醛）→乙醇脱水→石蜡包埋→石蜡切片机切片（厚 5 ~ 10μm）→HE 染色→切片透明→盖片封固→显微镜观察。

2. 冷冻切片（frozen sectioning）流程

鲜组织块液氮（-196℃）速冻→OCT 包埋→恒冷切片机切片（厚 4μm）→固定（常用甲醛）→HE 染色→透明→盖片封固→显微镜观察。

（二）电镜技术

电镜是以电子束作光源，其透镜为电磁透镜，用荧光屏使肉眼不可见的电子束成像。电镜技术包括透射电镜术和扫描电镜术。

1. 透射电镜术

主要用于观察组织、细胞内部的微细结构。由于电子穿透力低，切片必须超薄（50 ~ 80nm）并进行电子染色；电镜样本取材要新鲜；固定常采用戊二醛和四氧化锇双重固定；树脂包埋组织用超薄切片机切片；染色采用醋酸铀和枸橼酸铅双重电子染色以增加物像的反差。图像黑色或深灰色，称结构电子密度高，若呈浅灰色为结构电子密度低。

2. 扫描电镜术（scanning electron microscopy，SEM）

用于观察细胞、组织和器官表面微细结构的立体形状。不需制备超薄切片，组织块（直径约 0.3cm）经固定、脱水干燥，表面喷镀碳与金属膜，即可观察。

（三）组织化学技术

组织化学（histochemistry）是运用物理学、化学、免疫学、分子生物学等原理与技术，对组织与细胞的化学成分、化学反应及其变化规律进行定性、定位和定量研究的科学。

1. 一般组织化学技术

基本原理：在切片上加入某种试剂，使之和组织、细胞中的待测物质发生化学反应，形成有色反应终产物或重金属沉淀，以便显微镜下进行定性、定位和定量研究。如糖类物质用过碘酸希夫反应（PAS 反应），形成紫红色沉淀；脂类物质可用四氧化锇固定兼染色形成黑色沉淀；DNA 检测用 Feulgen 反应，产生紫红色反应产物；DNA 和 RNA 检测可用甲基绿 - 派若宁染色，分别形成蓝绿色和红色产物。

2. 免疫组织化学

免疫组织化学是根据抗原 - 抗体特异性结合的原理，用已知的抗体去检测组织、细胞中的抗原性物质的一种技术。若抗体上标记有荧光素称免疫荧光法，结果用荧光显微镜观察；若抗体用酶标记称免疫酶法，则需通过酶催化相应底物的显色反应，结果用普通光学显微镜观察。

3. 原位杂交

原位杂交是一种在组织细胞原位进行的核酸分子杂交技术，用于细胞内 mRNA 和 DNA 的定位研究。其原理是根据碱基互补原则，用带有标记物的已知碱基序列的核苷酸探针与细胞内待检的 DNA 或 mRNA 片段进行杂交，在显微镜下通过标记物对基因的表达进行定位、定量分析。

（四）细胞培养和组织工程技术

1. 细胞培养技术

细胞培养是从机体获得的活细胞在体外适当的条件下，用培养液维持细胞生长与增殖的技术，可用来研究细胞的生长、分化、代谢、形态和功能变化以及各种理化因子对细胞的影响，另外，该技术也是重组 DNA 技术、转基因技术和组织工程等的关键环节。

2. 组织工程技术

用细胞培养技术在体外模拟构建机体组织或器官的技术，目的是为组织或者器官缺损者提供移植替代物。

（五）图像分析技术

图像分析技术是应用数学和统计学原理对组织切片提供的平面图像进行分析，从而获得立体的组织和细胞内各种有形成分的数量、体积、表面积等参数，从量的角度显示结构和功能关系的技术。

【病例相关分析】

患者王某，男，17 岁。酗酒后遭雨淋，当天晚上突然寒战、高热、呼吸困难、胸痛，继而咳嗽，咳铁锈色痰，急送当地医院就诊。听诊：左肺下叶有大量湿性啰音。血常规：WBC 17×10^9/L；X 线检查：左肺下叶有大片致密阴影。入院经抗生素治疗后病情好转出院。3 个月后体检 X 线检查发现左肺下叶有约 3cm×2cm 大小不规则阴影，边界不清，疑为"支气管肺癌"。在当地医院做左肺下叶切除术，病理检查该肿块肉眼为红褐色肉样，镜检示肉芽组织。

思考

1. 本病例 X 线检查发现的左肺下叶不规则阴影，如需确诊，应采用何手段？

2. 组织块病理检查采用的染色技术是什么？

解析

1. 该病变实为 3 个月前大叶性肺炎的并发症"肺肉质变"。如纤维支气管镜（纤支镜）能到达病变部位，则纤支镜取组织进行病理组织学检测为确诊手段。

2. HE 染色技术是最常用染色技术。苏木精液为碱性，能使细胞核内的染色质和胞质内的核糖体染成紫蓝色；伊红是酸性染料，能使细胞质和细胞外基质中的碱性成分着红色。显微镜下即可分辨出组织类型。

（蔡维君）

第二章 上皮组织

重点	上皮组织的组成和特点；被覆上皮的分类、结构、功能和分布；腺上皮及腺的基本概念；蛋白质分泌细胞和糖蛋白分泌细胞的结构特点
难点	上皮细胞的特殊结构与功能
考点	被覆上皮；特化结构

速览导引图

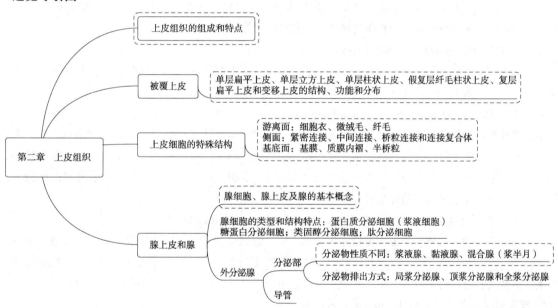

上皮组织（epithelial tissue）是由大量形态相似、排列紧密的细胞和极少量的细胞外基质构成的一种基本组织。其特点包括：①有极性，即上皮细胞的不同面均存在结构和功能上的明显差异，朝向体表面或器官腔面的一侧称游离面，与游离面相对的一面为基底面，上皮细胞之间的连接面为侧面；②大多无血管；③感觉神经末梢丰富；④再生能力强。上皮组织具有保护、分泌、吸收和排泄等功能，但不同部位的不同类型上皮功能有差异。

上皮组织主要分为被覆上皮和腺上皮两大类。此外，体内还有少量特化的上皮，如能感受特定的理化刺激的感觉上皮和具有收缩能力的肌上皮等。

一、被覆上皮

被覆上皮是覆盖于体表、腔囊器官内表面和部分器官外表面的上皮。根据其细胞层数和表层细胞的形态分为不同类型（表2-1）。

表2-1　被覆上皮的类型和分布

上 皮 类 型		主 要 分 布
单层上皮	单层扁平上皮	内皮：心、血管和淋巴管的腔面
		间皮：胸膜腔、腹膜腔和心包腔的腔面
		其他：肺泡壁和肾小囊壁层的上皮
	单层立方上皮	肾小管上皮、晶状体前上皮、某些腺的小导管等
	单层柱状上皮	胃、肠、胆囊、子宫等的腔面
	假复层纤毛柱状上皮	呼吸道等的腔面
复层上皮	复层扁平上皮	未角化的：口腔、食管和阴道等腔面
		角化的：皮肤的表皮
	复层柱状上皮	眼睑结膜、男性尿道等的腔面
	变移上皮	肾盏、肾盂、输尿管和膀胱等的腔面

1. 单层扁平上皮（simple squamous epithelium）

由一层边界不规则、表面光滑、形如鳞片的扁平细胞组成。细胞扁平，含核的部分略厚，边缘呈锯齿状，互相嵌合。单层扁平上皮若分布在心、血管和淋巴管腔面称内皮，分布在心包膜、胸膜和腹膜表面称间皮。此种上皮有利于血液与淋巴流动、物质交换和减少器官间摩擦。

2. 单层立方上皮（simple cuboidal epithelium）

由一层近似立方形细胞组成。细胞表面观呈多边形，垂直面观呈立方形，核圆居中；多分布于肾小管和甲状腺滤泡，具有吸收和分泌功能。

3. 单层柱状上皮（simple columnar epithelium）

由一层棱柱状细胞组成。表面观，细胞呈多角形，垂直面呈柱状，核椭圆形，靠近细胞基底部。多分布于胃肠、胆囊、子宫及输卵管的黏膜，具有吸收和分泌功能。肠道的单层柱状上皮中含散在的杯状细胞，其顶部充满黏原颗粒。颗粒分泌后，与水形成黏液，以润滑和保护上皮。分布于胃肠和胆囊黏膜的此种上皮有微绒毛，而分布于子宫和输卵管黏膜者有纤毛。

4. 假复层纤毛柱状上皮（pseudostratified ciliated columnar epithelium）

由柱状细胞、梭形细胞、锥形细胞和杯状细胞组成。细胞高矮不一，核的位置不一，故垂直切面观，貌似复层。所有细胞都附着于基膜，仅柱状细胞和杯状细胞达到上皮游离面，故实为单层。又因柱状细胞表面有纤毛，故称为假复层纤毛柱状上皮。此种上皮多分布于呼吸管道黏膜，具有保护和分泌功能。

5. 复层扁平上皮（stratified squamous epithelium）

表层细胞呈扁平形的复层上皮，又称复层鳞状上皮。上皮紧靠基膜的一层基底细胞呈矮柱状，是有增殖分化能力的干细胞。基底层以上依次是数层多边形和扁平细胞。最表层的扁平细胞已老化，逐渐脱落。上皮与深部结缔组织的连接凹凸不平，扩大了连接面积，使连接更牢固，并有利于营养供应。复层扁平上皮具有抗机械性摩擦、阻止异物侵入的功能和很强的再生修复能力。

口腔、食管和阴道黏膜的复层扁平上皮浅层细胞仍有核，胞质角蛋白少称非角化复层扁平上皮。皮肤表皮的复层扁平上皮浅层细胞核消失，胞质充满角蛋白称角化复层扁平上皮。

6. 复层柱状上皮（stratified columnar epithelium）

表层细胞呈柱状形的复层上皮，主要分布于眼结膜和男性尿道等处。

7. 变移上皮（transitional epithelium）

又称移行上皮，是细胞形态和细胞层数随所在器官功能状态的变化而改变的复层上皮。如膀胱由充盈到空虚变化时，上皮由薄变厚，细胞层数由少变多，细胞形态由扁梭形变成立方形。此种上皮的一个表层细胞可覆盖深面几个细胞，故表层细胞称盖细胞。盖细胞浅层胞质浓缩，形成壳层，能防止尿液侵蚀。此外，上皮和深面结缔组织的连接面与上皮的表面基本上是平行的，利于收缩与扩张。此种上皮多分布于泌尿管道黏膜，具有保护功能。

二、上皮组织的特殊结构

上皮细胞的游离面、侧面和基底面存在不同的特殊结构。

（一）上皮细胞游离面的特殊结构

1. 细胞衣（cell coat）

细胞膜外面的一层含糖类的膜层及其表面吸附的物质。小肠吸收细胞的细胞衣有黏着、保护、消化吸收及物质识别等功能。

2. 微绒毛（microvillus）

游离面细胞膜和部分胞质共同伸出的直径约 100nm 的细小指状突起。其中轴内含与微绒毛长轴呈平行排列的肌动蛋白微丝，微丝下端与由许多横行微丝交织成网的终末网相连。终末网有固定微绒毛的作用。微绒毛扩大细胞的表面积，有利于细胞的吸收。小肠柱状上皮细胞和肾近曲小管的上皮细胞，微绒毛多而长，且排列整齐，形成光镜下的纹状缘或刷状缘。

3. 纤毛（cilium）

游离面胞膜连同胞质一起向外伸出的长 5~10μm，直径 0.2μm 的指状突起。纤毛中央有 2 条单独的微管，周围有 9 组二联微管。二联微管的 A 管侧臂上有 ATP 酶活动的力蛋白，为纤毛的运动提供能量。纤毛根部的微管连于结构类似于中心粒的致密基体。纤毛节律性摆动，有助于排除呼吸道尘埃和推动卵细胞通过输卵管。

（二）上皮细胞侧面的特殊结构

1. 紧密连接（tight junction）

又称闭锁小带，为相邻细胞胞膜外层呈间断融合所形成的细胞连接，非融合处存在 10~15nm 的间隙。冷冻蚀刻可见紧密连接处相邻细胞胞膜中跨膜蛋白各自形成相互对应的嵴，并彼此相贴呈隆起的网格状结构称封闭索。紧密连接具有屏障和机械性连接功能。

2. 中间连接（intermediate junction）

又称黏着小带，相邻细胞间有约 20nm 的间隙，内有跨膜蛋白（血管内皮 - 钙黏蛋白）的胞外部分形成的低电子密度丝状物，并连接相邻的细胞膜。钙黏蛋白在胞质面与锚定蛋白结合形成薄层致密物质，其上附着的微丝和终末网相连。中间连接具有增强细胞间黏着力、维持细胞形态和传递细胞收缩力等功能。

3. 桥粒（desmosome）

又称黏着斑。呈斑块状，相邻细胞间隙约 25nm，内有跨膜钙黏蛋白的胞外部分形成的低电子密度的丝状物及丝状物交织形成的与细胞膜平行的致密中间线。钙黏蛋白的胞内部分与由锚定蛋构成的致密的盘状桥粒斑相连。胞质中的张力丝附着于桥粒斑上并返回胞质。桥粒是最牢固的细胞连接，在易受机械摩擦的皮肤和食管等上皮最为丰富。

4. 缝隙连接（gap junction）

又称通讯连接，呈斑块状，相邻细胞间仅 2~3nm 间隙，其两侧胞膜有对称分布的连接小体结构。连接小体由胞膜上 6 个圆柱状跨膜蛋白分子环绕组成。连接小体处于开放状态时，其中央有一直径约 2nm 小管腔，它是相邻细胞间水分子和无机离子等小分子物质交换的通道，主要执行细胞间直接通信功能。

5. 连接复合体（junctional complex）

同时存在紧密连接、中间连接、桥粒和缝隙连接中任意两种或两种以上细胞连接的合称。

（三）上皮组织基底面的特殊结构

1. 基膜（basement membrane）

又称"基底膜"，是上皮细胞的基底面与深部结缔组织间的一层薄膜。基膜 HE 染色一般难辨认，但假复层纤毛柱状上皮和复层扁平上皮基膜较厚，呈粉红色。电镜下可分透明板、致密板和网板3层。透明板靠近上皮基底面，电子致密度较低，内含跨膜蛋白整合素；透明层的外侧为电子致密度较高的致密板，又称基板，基板下方与结缔组织相邻接的网状结构为网板，有些基膜网板缺如。透明板和基板由上皮细胞产生，网板系结缔组织的成纤维细胞产生。

基膜的主要成分包括粘连蛋白、Ⅳ型胶原蛋白、硫酸乙酰肝素蛋白多糖、硫酸软骨素蛋白多糖以及少量纤维粘连蛋白等。基膜是一种半透膜，具有支持、连接和调节细胞增殖、分化、迁移等功能。

2. 半桥粒（hemidesmosome）

上皮细胞基底面形成的半个桥粒结构，附着于基膜，跨膜蛋白是整合素。半桥粒增强上皮细胞与基膜间的连接，并对上皮细胞起支持作用。

3. 质膜内褶（plasma membrane infolding）

上皮细胞基底面胞膜垂直向胞质内折叠而形成的褶，褶间胞质有与褶长轴平行排列的线粒体。质膜内褶在光镜下呈垂直分布的细线样结构称基底纹。质膜内褶扩大上皮细胞基底面的表面积，有利于物质转运。

三、腺上皮和腺

（一）基本概念

1. 腺细胞（glandular cell）

又称分泌细胞，是以分泌功能为主的细胞。

2. 腺上皮（glandular epithelium）

以分泌功能为主的上皮。

3. 腺（gland）

以腺上皮为主要成分构成的器官。腺的分泌物（激素）经血液和淋巴运输至靶细胞而发挥作用者称内分泌腺。腺分泌物经导管排至体表或器官的腔内者称外分泌腺。

（二）腺细胞的类型和结构特点

1. 蛋白质分泌细胞

又称浆液细胞，细胞为锥体形或柱状，核圆位于中央或略靠基底部。细胞顶部有许多酶原颗粒，基底部强嗜碱性，核上方有发达的高尔基复合体，基底部有密集平行排列的粗面内质网和许多线粒体。

2. 糖蛋白分泌细胞

又称黏液细胞，细胞为锥体形或柱状，胞质内含大量黏原颗粒（HE 染色空泡状，PAS 染色强阳性）。扁圆形核靠近细胞基底部，核周胞质弱嗜碱性。细胞基底部有较多粗面内质网和游离核糖体，发达的高尔基复合体位于核上方，顶部胞质中含有许多膜包被的糖蛋白分泌颗粒。

浆液细胞和黏液细胞为外分泌腺细胞。

3. 类固醇分泌细胞

细胞为圆形或多边形，核位于中央，胞质嗜酸性，含脂滴（HE 染色泡沫状），粗面内质网少，滑面内质网多，嵴管状线粒体丰富。此类细胞分泌类固醇激素。

4. 肽分泌细胞

细胞为圆形、多边形或锥形，基部胞质内含大小不等的易被银盐或铬盐显示的分泌颗粒。颗粒的大小、形状及电子致密度因细胞类型而异。粗面内质网和高尔基复合体较少，滑面内质网及游离核糖体丰富。此类细胞分泌胺类或肽类激素。

类固醇分泌细胞和肽分泌细胞为内分泌细胞。

（三）外分泌腺的结构和分类

外分泌腺分为单细胞腺（unicellular gland）和多细胞腺（multicellular gland）。前者很少，如杯状细胞；后者包括分泌部和导管部。

1. 分泌部

一般由单层腺细胞围成腺泡，中央为腺腔。某些腺体的分泌部与基膜间有肌上皮细胞，其收缩有助于腺泡分泌物排入导管。根据腺泡腺细胞分泌物的性质，外分泌腺可分为浆液腺（如腮腺）、黏液腺（如十二指肠腺）和两种细胞共同组成的混合腺（如下颌下腺）3 种。混合腺腺泡中以黏液细胞为主，只有少量浆液细胞位于腺泡底部形成新月状结构，称浆半月。

根据腺细胞分泌物的排出方式，外分泌腺可分为局浆分泌腺、顶浆分泌腺和全浆分泌腺 3 种。局浆分泌腺的分泌物以胞吐方式排出或直接透过细胞膜释放，特点是腺细胞仍结构完整，如胰腺外分泌部；顶浆分泌腺的分泌物先是移向细胞顶部，并向游离面膨出，然后连同包裹在其周围的细胞膜和少量胞质一起排出，如乳腺；全浆分泌腺分泌时整个细胞崩溃解体连同分泌物一起排出，如皮脂腺。

2. 导管部

导管部是与分泌部直接连通的由单层或复层上皮构成的排出分泌物的管道，有的导管上皮细胞还有分泌或吸收水和电解质的功能。

【病例相关分析】

患儿林某某，男，22 天。患儿出生 1 天后即开始水样腹泻，每天 7 ~ 10 次，量少，伴腹胀；气促、精神反应差。因严重水样腹泻 21 天入院，入院后查血常规大致正常，生化检查发现电解质紊乱，同时胆汁酸、胆红素、氨基转移酶、谷氨酰转肽酶等胆汁淤积指标均升高。进行相应治疗后，肝功能和酸中毒均未见明显改善，水样腹泻没有得到控制。经空肠活检，发现空肠表面柱状细胞胞浆内有排列整齐的刷状缘微绒毛结构。患儿 3 个月后死于难以控制的电解质紊乱。

思考

1. 本病例最可能的诊断是什么？有何依据？

2. 严重水样腹泻是怎样产生的？其相关结构组织学特征有哪些？

解析

1. 本病最可能的诊断是微绒毛包涵体病。依据：出生后出现没有其他病因的难治性水样腹泻，频率高；电解质紊乱难以控制；空肠表面柱状细胞胞浆内有排列整齐的刷状缘微绒毛结构。

2. 小肠上皮的微绒毛密集形成刷状缘的结构，微绒毛能扩大细胞表面积约 30 倍，大大增加细胞的吸收。微绒毛包涵体病又称为先天性微绒毛萎缩，是一种常染色体隐性遗传病。该病患者小肠黏膜上皮细胞表面微绒毛缺乏，微绒毛刷状缘的结构出现在胞浆内。另外，该病患者小肠黏膜上皮中的杯状细胞似乎不受影响，因此，微绒毛包涵体病患者小肠黏膜上皮的吸收能力严重受损，且因分泌功能正常，导致严重水样腹泻。

微绒毛是上皮细胞游离面细胞膜和部分胞质共同伸出的直径约 100nm 的细小指状突起，其中轴内含与微绒毛长轴呈平行排列的肌动蛋白微丝，微丝下端与由许多横行微丝交织成网的终末网相连。终末网有固定微绒毛的作用。

（蔡维君）

第三章　固有结缔组织

重点	固有结缔组织的特点与分类；疏松结缔组织中各种成分的结构和功能
难点	疏松结缔组织中各种成分的结构与功能的关系
考点	疏松结缔组织中各种成分的结构和功能

速览导引图

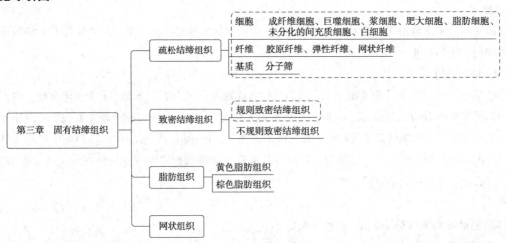

结缔组织（connective tissue）由细胞和大量细胞外基质构成。细胞外基质，包括纤维、基质和组织液。其特点是：细胞数量少、种类多，分散于细胞外基质中，无极性；具有连接、支持、营养、运输、防御等功能。起源于胚胎时期的间充质（mesenchyme）。广义的结缔组织包括固有结缔组织、骨组织和软骨组织、血液和淋巴。一般所说的结缔组织指固有结缔组织（connective tissue proper），包括疏松结缔组织、致密结缔组织、脂肪组织和网状组织。

一、疏松结缔组织

疏松结缔组织（loose connective tissue），又称蜂窝组织（areolar tissue），特点是细胞少，种类多，纤维少，排列稀疏，基质多，血管丰富。分布广泛，有连接、支持、营养、防御和修复等功能。

（一）细胞

疏松结缔组织中包括成纤维细胞、巨噬细胞、浆细胞、肥大细胞、脂肪细胞、未分化间充质细胞和白细胞。

1. 成纤维细胞（fibroblast）

疏松结缔组织中最主要的细胞，细胞较大，多突起，核大，扁卵圆形，着色浅，核仁明显，胞质较丰富，呈弱嗜碱性。电镜下，细胞扁平多突起，胞质内富含粗面内质网、游离核糖体和发达的高尔基复合体，细胞合成蛋白质的功能旺盛，可合成分泌疏松结缔组织的各种纤维和基质。

功能静止时的成纤维细胞称为纤维细胞（fibrocyte），胞体较小，呈长梭形，核小着色深，胞质少，嗜酸性。电镜下，细胞器不发达。创伤修复时，纤维细胞可转化为成纤维细胞。

2. 巨噬细胞（macrophage）

定居于疏松结缔组织内的巨噬细胞又称组织细胞，来源于血液中的单核细胞。光镜下，核小、卵圆形或肾形，着色深。胞质丰富，呈嗜酸性。如注射台盼蓝染料入动物体内，其胞质内可见蓝色颗粒。电镜下，细胞不规则，表面有许多皱褶和微绒毛，胞质内含大量溶酶体、吞噬体、吞饮小泡和残余体，胞膜内侧有较多微丝和微管。具有多种功能。

（1）吞噬作用（phagocytosis） 吞噬能力强大，包括特异性吞噬和非特异性吞噬。特异性吞噬是指巨噬细胞通过识别因子（如抗体、补体和纤维粘连蛋白等）识别和黏附吞噬物（如细菌、病毒、异体细胞和受伤细胞等）。非特异性吞噬是指巨噬细胞不需要识别因子而直接黏附和吞噬异物的过程。

（2）趋化运动 巨噬细胞伸出伪足，沿趋化因子（如细菌产物）的浓度梯度向浓度高的部位定向移动，聚集到产生和释放这些因子的部位，这种特性称趋化性。

（3）分泌作用 巨噬细胞能合成和分泌上百种生物活性物质。

（4）参与和调节免疫应答 巨噬细胞既是重要的抗原呈递细胞，本身也是免疫效应细胞。

3. 浆细胞（plasma cell）

来源于血液中的B淋巴细胞，病原微生物易入侵的部位如消化道、呼吸道固有层以及慢性炎症部位较多，光镜下细胞呈卵圆形、圆形或核圆形，多偏于细胞一侧，粗大的染色质沿核膜内面呈辐射状排列，胞质嗜碱性，核旁有一浅染区（富含高尔基复合体和中心体）。电镜下，胞质内含有大量平行排列的粗面内质网和游离核糖体，能合成和分泌抗体。

4. 肥大细胞（mast cell）

沿小血管和小淋巴管分布。细胞较大，呈圆形或卵圆形；核呈圆形或卵圆形，位于中央；胞质内充满粗大的嗜碱性颗粒，呈异染性、水溶性，电镜下，颗粒有单位膜包裹，大小不一，呈圆形或卵圆形。该细胞能释放肝素、组胺、白三烯、嗜酸粒细胞趋化因子等生物活性物质，参与过敏反应。

5. 脂肪细胞（adipocyte）

分为单泡和多泡脂肪细胞，疏松结缔组织内最常见的是单泡脂肪细胞，即常说的脂肪细胞，常沿血管分布，单个或成群存在。细胞体积大，圆球形，相互挤压呈多边形，胞质内含一个大脂肪滴，核及部分胞质被脂滴推挤到周缘。HE染色中，脂滴被溶解，呈空泡状。脂肪细胞能合成和贮存脂肪，参与脂质代谢。

6. 未分化的间充质细胞（undifferentiated mesenchymal cell）

常分布在毛细血管周围，形态类似成纤维细胞，HE染色中不易鉴别。它保持着胚胎时期间充质多向分化的潜能，在生理性再生、创伤修复时，可增殖分化为成纤维细胞、新生血管的内皮细胞及平滑肌细胞等。

7. 白细胞（leukocyte）

受趋化因子作用，以变形运动从血管内皮细胞间隙游出，行使防御功能。

（二）纤维

疏松结缔组织中有三种纤维，即胶原纤维、弹性纤维、网状纤维，主要起支持作用。

1. 胶原纤维（collagen fiber）

数量最多，新鲜时呈白色，又名白纤维。HE染色呈嗜酸性，粗细不等，直径1~20μm，呈波浪形，分支交织成网。电镜下，胶原纤维由直径20~200nm的胶原原纤维（collagenous fibril）黏合而成，胶原原纤维由

Ⅰ型和Ⅲ型胶原蛋白构成，具有 64～70nm 明暗相间的周期性横纹。胶原纤维韧性大，抗拉力强。

2. 弹性纤维（elastic fiber）

新鲜时呈黄色，又名黄纤维。HE 染色着色淡红，不易与胶原纤维区分，但折光性强。弹性纤维较细，直径 0.2～1.0μm，可有分支，交织成网，断端常卷曲。弹性纤维弹性大，与胶原纤维交织，使疏松结缔组织兼有弹性和韧性，有利于所在器官和组织保持形态和位置的相对恒定，并有一定的可塑性。

3. 网状纤维（reticular fiber）

较细，直径 0.2～1.0μm，分支多，交织成网。网状纤维主要由Ⅲ型胶原蛋白构成，具有典型的周期性横纹。HE 染色不易分辨，银染使网状纤维呈黑色，又称嗜银纤维。网状纤维多分布在结缔组织与其他组织交界处，如基膜的网板及在造血器官和淋巴组织中构成微细支架。

（三）基质

基质（ground substance）是细胞外基质的重要组成成分，无色透明，不定形，具有一定黏性，填充于细胞与纤维之间。主要由蛋白聚糖和糖蛋白等生物大分子构成不定形胶状物。

1. 蛋白聚糖（proteoglycan）

基质的主要成分，是由氨基聚糖（glycosaminoglycan，GAG）与蛋白质结合成的复合物。氨基聚糖包括透明质酸、硫酸软骨素、硫酸角质素、硫酸乙酰肝素等。透明质酸（hyaluronic acid）是曲折盘绕的长链大分子，是蛋白聚糖复合物的主干。其他氨基聚糖与核心蛋白结合，形成蛋白聚糖亚单位，并借助连接蛋白结合于透明质酸长链分子，形成带有许多微小孔隙的复杂大分子立体结构，即分子筛（molecular sieve）。小于孔隙的水、营养物质、代谢产物、激素、气体分子等可以通过，大于孔隙的大分子物质、细菌和肿瘤细胞等不能通过，使基质成为限制有害物质扩散的防御屏障。

2. 糖蛋白（glycoprotein）

基质内另一类以蛋白质为主的重要生物大分子，主要有纤维粘连蛋白、层粘连蛋白和软骨粘连蛋白等。除了参与构成基质分子筛，还通过其他连接和介导作用影响细胞识别、黏附、迁移和增殖等。

（四）组织液

组织液（tissue fluid）是指存在于细胞外基质中的水分及溶于其中的一些物质。为毛细血管动脉端渗出的部分血浆成分，经毛细血管静脉端或毛细淋巴管回流入血液或淋巴。组织液是细胞赖以生存的体液环境，细胞只有通过组织液才能与血液之间进行物质交换，不断更新，保持动态平衡，有利于细胞摄取营养物质和排出代谢产物。当组织液的产生和回收失去平衡，基质中的组织液含量可增多或减少，导致组织水肿或脱水。

二、致密结缔组织

致密结缔组织（dense connective tissue）是以纤维为主要成分的固有结缔组织，纤维粗大且排列致密，以支持和连接为主要功能。根据纤维的性质和排列方式，可分为以下类型。

（一）规则致密结缔组织

规则致密结缔组织（regular dense connective tissue）多见于肌腱和腱膜，由大量密集、平行排列的胶原纤维束组成。纤维束之间有少量腱细胞，是一种形态特殊的成纤维细胞，胞体伸出多个薄翼状突起插入纤维束之间。

（二）不规则致密结缔组织

不规则致密结缔组织（irregular dense connective tissue）见于真皮、硬脑膜及一些器官的被膜等处，其特点是粗大的胶原纤维纵横交织，纤维之间含少量基质和成纤维细胞。

（三）弹性组织

弹性组织（elastic tissue）是以弹性纤维为主要成分的致密结缔组织，见于项韧带和黄韧带等处，其粗大的弹性纤维平行排列成束。而弹性动脉中膜的弹性膜为了缓冲血流压力，其弹性纤维编织成膜状。

三、脂肪组织

脂肪组织（adipose tissue）主要由大量群集的脂肪细胞构成。根据颜色、结构和功能的不同，分为两类。

（一）黄色脂肪组织

黄色脂肪组织（yellow adipose tissue）即通常所说的脂肪组织，人类脂肪组织呈黄色，其脂肪细胞为单泡脂肪细胞。常由疏松结缔组织分隔成小叶结构（脂肪小叶）主要分布在皮下、网膜和系膜等处，是体内最大的贮能库，具有维持体温、缓冲、保护和支持填充等作用。

（二）棕色脂肪组织

棕色脂肪组织（brown adipose tissue）毛细血管丰富，脂肪细胞小，核圆、位于中央，胞质内含许多脂肪小滴，线粒体丰富，为多泡脂肪细胞。在成人少见，主要分布在新生儿的肩胛间区、腋窝及颈后等处。在寒冷环境下，棕色脂肪细胞内的脂类很快被动员而产热。

四、网状组织

网状组织（reticular tissue）由网状细胞、网状纤维和基质（淋巴液或组织液）构成。网状细胞（reticular cell）是有突起的星形细胞，相邻细胞的突起相互连接成网。胞核较大，圆形或卵圆形，着色浅，核仁明显。胞质丰富，弱嗜碱性。网状纤维由网状细胞产生，相互交织成网，是网状细胞依附的支架。网状组织是造血器官和淋巴器官的基本组成成分，为淋巴细胞和血细胞发育提供适宜的微环境。

【病例相关分析】

患者男性，55 岁，右下肢红肿热痛 6 天，加重 1 天。6 天前，患者不小心摔伤右下肢，局部皮肤破溃，自行用络合碘消毒，之后未做任何处理。1 天前患者发现局部皮肤发黑。查体：T 36.6℃，生命体征正常，右足背青紫、肿胀明显，部分皮肤结痂发黑，局部可见有黑色分泌物渗出，右足趾皮温不高，无明显压痛。

思考

1. 本病例最可能的诊断是什么？

2. 右足背青紫、肿胀明显，涉及的组织学结构基础是什么？

解析

1. 最可能的诊断是右足蜂窝织炎。依据：摔伤、皮肤破溃的病史、查体的体征。

2. 涉及的组织学结构是疏松结缔组织感染，形成炎症，血管通透性增大，组织液增多，青紫是因为结缔组织中的毛细血管破裂。

（肖　玲）

第四章 血 液

重点	红细胞、白细胞、血小板的形态、结构和功能特点
难点	血细胞发生的基本过程
考点	血细胞的分类、结构和功能

速览导引图

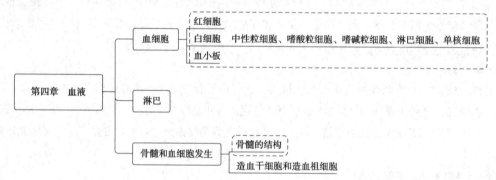

血液（blood）循环流动于心血管管腔内，又称外周血，约占体重的7%～8%。加入抗凝剂（肝素或枸橼酸钠）的血液静置或离心后，可分出三层：上部厚层为淡黄色的血浆（占容积的55%），中间薄层为灰白色的白细胞及血小板，下部厚层为红细胞。红细胞、白细胞、血小板和血浆共同组成血液，血细胞约占45%，血浆占55%。血浆（plasma）的pH为7.3～7.4，其成分90%是水，其余为血浆蛋白（白蛋白、球蛋白、纤维蛋白原等）、脂蛋白、无机盐、酶、激素、维生素和各种代谢产物。血浆相当于血液的细胞间质，为血细胞和血小板提供了生存环境。血液凝固后析出淡黄色清明的液体，称血清（serum）。

血液内的血细胞陆续衰老死亡，骨髓不断输出新生血细胞进入血液，保持动态平衡。血细胞形态、数量、比例和血红蛋白含量的测定称为血常规（表4－1），对疾病诊断有重要的辅助意义。通常采用瑞特（Wright）或姬姆萨（Giemsa）染色将血涂片染色，光镜下观察其形态结构。

表4－1 血细胞分类和正常值

血细胞	正常值	血细胞	正常值
红细胞	男：（4.0～5.5）×10^{12}/L	中性粒细胞	50%～70%
	0.5%～3.0%	女：（3.5～5.0）×10^{12}/L	嗜酸粒细胞
		嗜碱粒细胞	0%～1.0%
白细胞	10^9/L	单核细胞	3.0%～8.0%
血小板	（100～300）×10^9/L	淋巴细胞	20%～40%

一、血细胞

（一）红细胞

红细胞（erythrocyte，red blood cell）直径约 7~8.5 μm，电镜下呈双凹圆盘状，中央较薄，边缘较厚，故血涂片中的红细胞中央着浅红色、周边呈深红色。红细胞的外形特点扩大了细胞的表面积，有利于气体交换。血细胞中红细胞数量最多，男性多于女性（表 4-1）。

成熟红细胞无细胞核，也无细胞器，胞质中充满血红蛋白（hemoglobin，Hb），使红细胞呈红色。正常成人血红蛋白的正常值：男性 120~150g/L，女性 110~140g/L。血红蛋白具有结合和运输 O_2 和 CO_2 的功能，因此红细胞能运输并供给全身细胞 O_2，带走产生的大部分 CO_2 运到肺脏。

红细胞能维持自身外形的特性，当通过小于其直径的毛细血管时，可改变形状。红细胞由无氧酵解产生 ATP 供给能量，保持其正常形态，这是因为红细胞膜被固定在由长条状可弯曲的血红蛋白为主要成分构成的网架结构上，称红细胞膜骨架（erythrocyte membrane skeleton）。遗传性球形红细胞患者的血红蛋白先天异常，易被脾巨噬细胞吞噬破坏，导致溶血性贫血。

红细胞的细胞膜中有一类镶嵌蛋白质，即血型抗原 A 和（或）血型抗原 B，形成人类的 ABO 血型抗原系统。人类血液中还有抗异型血的天然抗体，如 A 型血的人具有抗血型抗原 B 的抗体。输血若错配血型可导致抗原抗体结合，进而引起红细胞膜破裂，血红蛋白逸出，称溶血（hemolysis），残留的红细胞膜囊称血影（erythrocyte ghost）。

红细胞的平均寿命约 120 天，衰老的红细胞被脾、肝和骨髓的巨噬细胞吞噬。与此同时，每天都有从骨髓释放入血的新生红细胞，这些红细胞尚未完全成熟，胞质内残留着少量核糖体，煌焦油蓝染色时呈网状，称网织红细胞（reticulocyte）。网织红细胞占红细胞总数的 0.5%~1.5%，新生儿较高。网织红细胞的计数对贫血等血液病的诊断、预后有一定的临床意义。

（二）白细胞

白细胞（leukocyte，white blood cell）为有核的球形细胞，执行防御和免疫功能。根据胞质内有无特殊颗粒，可将白细胞分为有粒白细胞和无粒白细胞两类。有粒白细胞简称粒细胞，根据特殊颗粒的嗜色性，粒细胞分为中性粒细胞、嗜酸粒细胞和嗜碱粒细胞。无粒白细胞胞质内无特殊颗粒，但含有嗜天青颗粒，即溶酶体。无粒白细胞分为单核细胞和淋巴细胞。

1. 中性粒细胞（neutrophilic granulocyte，neutrophil）

占白细胞总数的 50%~70%，是白细胞中数量最多的一种（表 4-1）。细胞直径 10~12 μm；细胞核呈分叶状或弯曲杆状，深染。分叶核可为 2~5 叶，多为 2~3 叶，叶间有染色质丝相连。杆状核、2 叶核的细胞较幼稚，分叶越多则提示细胞越接近衰老。急性细菌感染时，杆状核与 2 叶核的细胞比例升高，称为核左移；若骨髓造血功能障碍时，4~5 叶核的细胞增多，称核右移。中性粒细胞的胞质均匀分布着许多细小的颗粒，其中大多数为浅红色的特殊颗粒（约 80%），浅紫色的嗜天青颗粒较少（约 20%）。嗜天青颗粒于光镜下着色略深，约占颗粒总数的 20%，电镜下，嗜天青颗粒较大，直径 0.6~0.7 μm，电子密度较高，为溶酶体，含有酸性磷酸酶、髓过氧化物酶和多种酸性水解酶等，能消化吞噬细菌和异物；特殊颗粒较小，直径 0.3~0.4 μm，是一种分泌颗粒，内含溶菌酶、吞噬素等。溶菌酶能溶解细菌表面的糖蛋白，吞噬素具有杀菌作用。

中性粒细胞具有很强的趋化作用和吞噬功能，主要吞噬细菌，也吞噬异物。中性粒细胞吞噬分解细菌后，自身也死亡，变成脓细胞。进入血液的中性粒细胞约停留约 6~7 小时后进入周围组织，在组织中存活约 2~3 天。

2. 嗜酸粒细胞（eosinophilic granulocyte，eosinophil）

直径为 10~15 μm，核多为 2 叶，常呈"八"字形；胞质内充满橘红色的嗜酸性颗粒，颗粒粗大、直径约 0.5 μm, 分布均匀。电镜下, 颗粒内含长方形结晶体。嗜酸性颗粒属于溶酶体、含酸性磷酸酶、过氧化物酶、组胺酶、芳基硫酸酯酶以及四种阳离子蛋白。嗜酸粒细胞也能做变形运动, 并具有趋化性。嗜酸粒细胞具有抗过敏和抗寄生虫作用, 在过敏性疾病或寄生虫感染时, 血液中嗜酸粒细胞增多。其在血液一般停留 6~8 小时, 进入结缔组织, 存活 8~12 天。

3. 嗜碱粒细胞 (basophilic granulocyte, basophil)

数量最少, 占白细胞总数的 0~1%。细胞直径 10~12 μm, 胞核呈 S 形、分叶状或不规则形, 着色较浅, 表面常被特殊颗粒遮盖; 胞质内含有蓝紫色嗜碱性颗粒, 大小不等, 分布不均。颗粒具有异染性。电镜下, 嗜碱颗粒内充满细小微粒, 呈均匀状或螺纹状分布。颗粒内含有肝素、组胺、嗜酸粒细胞趋化因子等活性物质; 细胞质内有白三烯。嗜碱粒细胞与肥大细胞的功能相似, 参与过敏反应, 二者来源于同种骨髓造血祖细胞。嗜碱粒细胞在组织中可存活 10~15 天。

4. 淋巴细胞 (lymphocyte)

占白细胞总数的 20%~40%。根据细胞大小, 体内的淋巴细胞分为大淋巴细胞、中淋巴细胞、小淋巴细胞三种。血液中的淋巴细胞大部分为直径 6~8 μm 的小淋巴细胞, 少部分为直径 9~12 μm 为中淋巴细胞。直径 13~20 μm 的大淋巴细胞多在淋巴组织中。小淋巴细胞核呈圆形, 占细胞的大部, 一侧常有浅凹, 染色质呈浓密块状, 着色深; 中淋巴细胞的胞核着色很浅, 有的可见核仁。淋巴细胞的胞质均为较强的嗜碱性, 呈蔚蓝色。小淋巴细胞胞质很少, 在胞核一侧呈细弯月状; 中淋巴细胞胞质较多, 环形, 胞质中可含嗜天青颗粒。电镜下, 胞质内主要含大量游离核糖体, 其他细胞器均不发达。

5. 单核细胞 (monocyte)

体积最大, 直径 14~20 μm。胞核呈肾形、马蹄铁形或不规则形, 染色质颗粒细而松散, 故着色较浅; 胞质较多, 呈弱嗜碱性, 染成灰蓝色。电镜下, 单核细胞表面有皱褶和微绒毛, 胞质有许多嗜天青颗粒, 即溶酶体。Monocyte 在血液中停留 12~48 小时, 然后进入不同的组织, 分化成巨噬细胞、破骨细胞等不同部位的吞噬细胞。单核细胞有一定的吞噬细菌和异物的能力, 并参与免疫反应。

（三）血小板

血小板 (blood platelet) 是从骨髓巨核细胞脱落下来的胞质碎片, 外包有细胞膜, 但无细胞核。血小板直径 2~4 μm, 呈双凸圆盘状。血涂片上, 血小板受到刺激而伸出突起, 呈不规则形, 常聚集成群。电镜下, 血小板中央部分有较多电子密度较高的颗粒, 称颗粒区 (granulomere); 周边部电子密度较低, 称透明区 (hyalomere)。颗粒区包含特殊颗粒、致密颗粒和少量溶酶体。特殊颗粒又称 α 颗粒, 体积较大, 圆形, 电子密度中等, 内含血小板因子 IV、血小板源性生长因子、凝血酶敏感蛋白等。致密颗粒较小, 电子密度大, 含 5 - 羟色胺、ADP、ATP、钙离子、肾上腺素等。血小板内还有开放小管系和致密小管系。开放小管系的管道与血小板表面连续, 借此摄取血浆物质和释放颗粒内容物。致密小管系是封闭的小管, 能收集钙离子和合成前列腺素等。

血小板的功能是参与止血和凝血。当血管内皮受损时, 血小板受到刺激, 成团黏附聚集于破损处, 形成血栓堵塞破损的血管。同时血浆内的凝血酶原变成凝血酶, 后者催化纤维蛋白原变成纤维蛋白, 与血细胞共同形成凝血块。在此过程中, 血小板释放颗粒内容物, 进一步促进止血和凝血。血小板寿命 7~14 天。

二、淋巴

淋巴由淋巴液与淋巴细胞构成, 是在淋巴管系统内流动的液体, 从毛细淋巴管、淋巴管、淋巴干单向性地流向淋巴导管, 然后汇入大静脉。淋巴液是血浆在毛细血管动脉端的渗出液, 因此, 淋巴是血液循环的旁路。

三、骨髓和血细胞发生

各种血细胞不断衰老、死亡, 骨髓必须生成相应数量的血细胞补充入血。骨髓形成血细胞的过程称血细胞发生。原始血细胞最早出现于人胚第 3 周卵黄囊上的血岛，到第 6 周，造血干细胞从卵黄囊迁入肝脏并造血。胚胎第 4~5 个月，造血干细胞迁入脾内造血。胚胎后期至出生后，骨髓成为主要的造血器官。

（一）骨髓的结构

骨髓（bone marrow）位于骨髓腔内，分为红骨髓和黄骨髓两种。红骨髓是造血组织，黄骨髓主要是脂肪组织。通常所说的骨髓指红骨髓。胎儿及婴幼儿时期全部为红骨髓，大约 5 岁时，脂肪组织开始出现于长骨干的骨髓腔内，且随年龄增长逐渐增多，成为黄骨髓。成人的红骨髓和黄骨髓约各占一半。红骨髓分布在扁骨、不规则骨和长骨骺端的松质骨中。红骨髓主要由造血组织和血窦构成。

1. 造血组织

主要由网状组织、基质细胞和造血细胞组成。网状组织形成造血组织的支架，网孔中充满着造血细胞和其他基质细胞。造血干细胞及处于不同发育阶段的血细胞统称为造血细胞。

造血细胞赖以生长发育的环境称造血诱导微环境（hemopoietic inductive microenvironment），基质细胞（stromal cell）是造血诱导微环境中的重要成分，包括网状细胞、成纤维细胞、血窦内皮细胞、巨噬细胞、脂肪细胞等。基质细胞不但起支持作用，还分泌细胞因子调节造血细胞的增殖与分化。发育中的各种血细胞在造血组织中的分布具有一定规律性：幼稚红细胞常位于血窦附近，成群嵌附在巨噬细胞表面，构成幼红细胞岛。随着细胞的发育成熟逐渐贴近并穿过血窦内皮，脱去胞核成为网织红细胞；幼稚粒细胞多数远离血窦，当发育至晚幼粒细胞具有运动能力时，以变形运动接近并穿入血窦；巨核细胞常紧靠血窦内皮间隙，将胞质突起伸入血窦腔，脱落形成血小板。造血组织的不同部位具有不同的微环境，以适应造血过程复杂的诱导需求。

2. 血窦

骨髓内的窦状毛细血管，腔大而不规则。血窦内皮细胞有胞质小孔，细胞之间间隙较大，内皮基膜不完整。骨髓血窦壁强大的通透能力有利于造血组织中成熟的血细胞进入血液。

（二）造血干细胞和造血祖细胞

造血干细胞是血细胞发生的"种子细胞"。它先增殖分化为各系血细胞的祖细胞，称造血祖细胞，后者在一定的微环境和特定因素的调节下，定向增殖分化为各类血细胞。

1. 造血干细胞（hemopoietic stem cell）

具有分化成所有种类血细胞的能力，又称多能干细胞（multipotential stem cell）。造血干细胞起源于卵黄囊血岛，随血流先后迁入胎儿的肝脏、脾脏及骨髓。出生后，造血干细胞主要存在于红骨髓（约占骨髓有核细胞的 0.5%），极少量存在于外周血中。

造血干细胞的基本特征：①很强的增殖潜能，在一定条件下能反复分裂增殖，但在一般生理状态下，多数细胞处于 G_0 期静止状态；②多向分化能力，在特定因素的作用下，能分化形成各系造血祖细胞；③自我更新能力，经细胞分裂产生的子代细胞，有一部分仍保留原干细胞特性，故可保持造血干细胞数量的稳定。

造血干细胞包含不同分化类型的细胞群体，如髓性造血干细胞可分化为红细胞系、粒细胞单核细胞系、巨核细胞系等细胞系的造血祖细胞；淋巴性造血干细胞可分化为各种淋巴细胞系。

2. 造血祖细胞（hemopoietic progenitor cell）

由造血干细胞分化而来的分化方向确定的干细胞，也称定向干细胞（committed stem cell）。造血祖细胞在不同的集落刺激因子（colony stimulating factor, CSF）作用下，分别分化为形态可辨的各类血细胞。①红细胞系造血祖细胞：在红细胞生成素（erythropoietin, EPO）作用下生成红细胞，EPO 主要由肾脏产生。②粒细胞 – 单核细胞系造血祖细胞：是中性粒细胞和单核细胞共同的祖细胞，其集落刺激因子由巨噬细胞分泌，包括 GM – CSF 等。③巨核细胞系造血祖细胞：在血小板生成素（thrombopoietin, TPO）作用下形成巨核细胞集落，最终产生血小板。TPO 由血管内皮细胞等分泌。淋巴细胞、嗜酸粒细胞、嗜碱粒细胞与肥大细胞均来源于各自的造血祖细胞。

（三）血细胞发生过程的形态演变

各种血细胞的分化发育过程可分为三个阶段：原始阶段、幼稚阶段（又分早、中、晚幼三期）和成熟阶段。其形态演变也有一定的规律。①胞体：红细胞系和粒细胞系由大变小，但巨核细胞系则由小变大。②胞核：红细胞系和粒细胞系由大变小，红细胞核最后消失，粒细胞核由圆形逐渐变成杆状乃至分叶，但巨核细胞核由小变大，呈分叶状；核染色质由稀疏变粗密（即染色质由多变少，异染色质则相反），核的着色由浅变深；核仁由明显渐至消失。③胞质：由少变多，胞质嗜碱性由强变弱，后呈嗜酸性，但单核细胞和淋巴细胞仍保持嗜碱性；胞质内的特殊结构或蛋白成分，如粒细胞的特殊颗粒、红细胞中的血红蛋白，均从无到有，并逐渐增多。④分裂能力：从有到无，但淋巴细胞仍有潜在分裂能力。

1. 红细胞系的发生

经历原红细胞、早幼红细胞、中幼红细胞、晚幼红细胞四阶段，后者脱去细胞核成为网织红细胞入血。从原红细胞发育至晚幼红细胞约需 3 ~ 4 天。因骨髓内红细胞发生多围绕在巨噬细胞周围，晚幼红细胞脱去的胞核被巨噬细胞所吞噬。

2. 粒细胞系的发生

经历原粒细胞、早幼粒细胞、中幼粒细胞、晚幼粒细胞，进而分化为成熟的杆状核、分叶核粒细胞。从原粒细胞增殖分化为晚幼粒细胞约需 4 ~ 6 天。骨髓内的杆状核和分叶核粒细胞的储存量很大，在骨髓逗留 4 ~ 5 天后入血。

3. 单核细胞系的发生

经历原单核细胞、幼单核细胞，发育成单核细胞入血。原单核细胞直径 15 ~ 22 μm，圆形；幼单核细胞直径 15 ~ 25 μm，卵圆形；核卵圆形有凹陷，核仁不明显；胞质嗜碱性，无特殊颗粒。幼单核细胞增殖能力很强，约 38% 的幼单核细胞处于增殖状态。

4. 血小板系的发生

原巨核细胞经幼巨核细胞，发育为巨核细胞，巨核细胞的胞质小块脱落成为血小板。幼巨核细胞经数次 DNA 复制，但胞体不分裂，形成多叶核的巨核细胞，胞质内含大量血小板颗粒。此后，细胞膜内陷形成的分隔小管将胞质分隔成许多小区，每个小区即是一个未来的血小板。巨核细胞细长的胞质突起从内皮细胞间隙伸入血窦腔内，其胞质末端脱落成血小板。每个巨核细胞约生成 2000 个血小板。

【病例相关分析】

患者，女，56 岁，因面色苍白、乏力、消瘦 3.5 个月入院。患者 3.5 个月前无明显诱因出现乏力伴头晕、食欲减退、面色苍白，活动后症状加重，体重下降 8 斤。自行服中药（具体不明），效果欠佳，2 天前在当地检查血象显示全血细胞减少。既往史、个人史、家族史无特殊。体格检查：体温 36.3℃，脉搏 95 次/分，呼吸 19 次/分，血压 111/72mmHg，发育正常，营养中等，中度贫血貌，全身淋巴结无肿大，结膜苍白，巩膜无黄染，甲状腺不大，胸骨无压痛，双肺呼吸音清，心界不大，心率 94 次/分，心律整齐，各瓣膜未闻及病理性杂音，腹软，无压痛，肝脾未触及，无病理反射，双下肢无浮肿。血常规：WBC 2.65 × 10^9/L，RBC 1.54 × 10^{12}/L，Hb 68g/L，平均红细胞体积 138.2fl，平均红细胞血红蛋白 44.2pg，平均红细胞血红蛋白浓度 342g/L，PLT 42 × 10^9/L，网织红细胞 0.018，血细胞压积 0.21。

思考

1. 本病例最可能的诊断是什么？有何依据？

2. 还需做什么检查？

解析

1. 最可能的诊断是巨幼细胞贫血。依据：全血减少，Hb 68g/L，外周血呈大细胞贫血（MCV > 100 fl）。

2. 骨髓检查。

（肖　玲）

第五章 软骨和骨

重点	透明软骨的结构和功能；骨组织的结构
难点	骨的形成过程及骨的改建
考点	三种软骨的结构和分类；骨的组织结构；骨发生

速览导引图

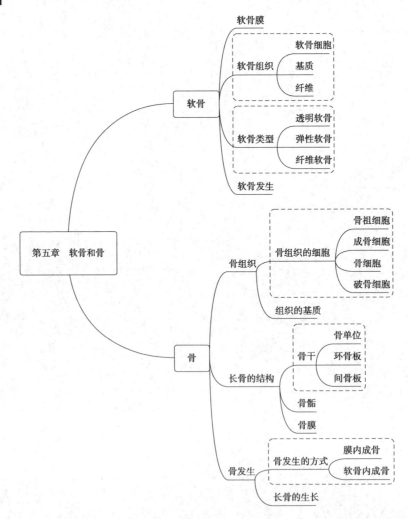

软骨和骨是特殊的结缔组织。软骨由软骨组织和周围的软骨膜构成，是胚胎早期的主要支架成分，随着

胎儿的发育逐渐被骨取代。骨是由骨组织和骨膜等构成的坚硬器官，在机体中主要起支持、运动和保护作用。主要组织结构构成。

一、软骨

（一）软骨组织的结构

软骨组织（cartilage tissue）由软骨细胞和软骨基质构成。软骨组织内无血管、淋巴管和神经，软骨膜血管运输的营养物质可通过具有较强渗透性的软骨基质，营养软骨组织深部的软骨细胞。

1. 软骨组织的细胞

除大量软骨细胞外，还有作为前体细胞的骨祖细胞和成软骨细胞。软骨细胞分布于软骨组织内部，其余两种分布于软骨组织表面。

（1）骨祖细胞（osteoprogenitor cell）　是软骨组织的干细胞，位于软骨组织和软骨膜交界处。胞体较小，呈梭形，胞质量少，细胞核呈细长形，胚胎时期骨祖细胞可根据机体的需要分化为成软骨细胞和成骨细胞。

（2）成软骨细胞（chondroblast）　位于骨祖细胞的内侧，由骨祖细胞分化而来，更贴近软骨组织。胞体呈扁圆形，较小。成软骨细胞能合成和分泌软骨基质，并被包埋其中。

（3）软骨细胞（chondrocyte）　包埋在软骨基质中，所在的腔隙称软骨陷窝（cartilage lacunae），活体时，软骨细胞充满于软骨陷窝，切片标本中因细胞皱缩使陷窝内出现空隙。软骨细胞的分布具有一定的规律性，位于周边的软骨细胞较幼稚，体积小，单个分布，长轴与软骨表面平行；越靠近软骨组织中心，软骨细胞越成熟，体积渐大，成群分布（多为2～8个细胞聚集而成），它们由同一个幼稚的软骨细胞分裂而来，故称同源细胞群（isogenous group）。成熟的软骨细胞呈圆形或椭圆形，胞质弱嗜碱性，电镜下可见丰富的粗面内质网和发达的高尔基复合体。软骨细胞能合成软骨基质。

2. 软骨基质（cartilage matrix）

即软骨细胞产生的细胞外基质，由纤维和无定型基质组成。纤维成分使软骨具有韧性或弹性，纤维的种类和含量因软骨类型而异。无定型基质的主要成分为蛋白聚糖和水，其蛋白聚糖与疏松结缔组织中的类似，也构成了分子筛的结构，但软骨中的蛋白聚糖含量更高，使软骨基质形成较为坚固的凝胶。软骨基质内的氨基聚糖分布不均匀，于软骨陷窝周围部位的硫酸软骨素较多，故此处嗜碱性较强，形成一层囊状结构包围软骨细胞，称软骨囊（cartilage capsule）。

（二）软骨膜

除关节软骨外，软骨表面被覆薄层致密结缔组织，称为软骨膜（perichondrium）。软骨膜内有血管、淋巴管和神经，其血管可为软骨组织提供营养。软骨膜与周围结缔组织相连续，主要起保护作用。

（三）软骨的类型

依据软骨基质内纤维成分的不同，可将软骨分为透明软骨、弹性软骨和纤维软骨。

1. 透明软骨（hyaline cartilage）

透明软骨因新鲜时呈半透明状而得名，数量较多，分布较广，包括肋软骨、关节软骨和呼吸道软骨等。软骨基质中纤维成分为胶原原纤维，由Ⅱ型胶原蛋白聚集而成。由于纤维很细，且折光率与基质接近，故光镜下不易分辨。透明软骨具有较强的抗压性，有一定的弹性和韧性，但在外力作用下较其他类型的软骨更易断裂。

2. 弹性软骨（elastic cartilage）

弹性软骨分布于耳郭、咽喉及会厌等处。组织结构与透明软骨类似，但软骨基质中含大量交织排列的弹性纤维，基质的嗜碱性较透明软骨弱，新鲜时呈不透明的黄色，具有较强的弹性。

3. 纤维软骨（fibrous cartilage）

纤维软骨分布于椎间盘、关节盘及耻骨联合等处，呈不透明的乳白色。软骨基质中有大量平行或交叉排列的胶原纤维束，因此具有较强的韧性。软骨细胞小，成行分布于纤维之间，基质较少，呈弱嗜碱性。

（四）软骨的发生与生长

软骨来源于胚胎时期的间充质，间充质细胞在将要形成软骨的部位聚集增生，分化为骨祖细胞，后者再分化为成软骨细胞。成软骨细胞分泌软骨基质将自身包埋，继而演变为软骨细胞。软骨周边的间充质分化为软骨膜。

出生后，软骨随着身体的发育继续生长。其生长方式包括两种：①附加性生长，由软骨膜深部的骨祖细胞增殖分化为成软骨细胞，添加在软骨组织表面，继而形成软骨细胞，后者分泌软骨基质，使软骨增厚；②间质性生长，通过软骨内部的软骨细胞不断分裂并产生软骨基质，使软骨由内向外生长。

二、骨

骨是由骨组织、骨膜和骨髓构成的坚硬器官，可根据机体受力的需要进行更新和改造。骨在机体中主要起支持、运动和保护作用。骨组织中含有大量的钙、磷等矿物质，因此骨还是机体的钙、磷储存库；骨髓具有造血功能。

（一）骨组织的结构

骨组织（osseous tissue）是骨的结构主体，由四种细胞和骨基质组成，由于有大量的骨盐沉积，使得骨组织十分坚硬。

1. 骨基质

骨基质（bone matrix）简称骨质，是钙化的细胞外基质，由有机成分和无机成分构成，含水极少。有机成分为大量的胶原纤维和少量无定型基质。胶原纤维主要由Ⅰ型胶原蛋白构成，占有机成分的90%。基质呈凝胶状，主要含有蛋白聚糖及其复合物，具有胶合纤维的作用。基质中还有多种糖蛋白，如骨钙蛋白、骨桥蛋白、骨粘连蛋白和钙结合蛋白等。它们参与胶原纤维和骨盐的结合以及细胞和骨基质的黏附，并调节骨的钙化。无机成分又称骨盐（bone salt），为富含钙、磷的中性盐，以羟基磷灰石结晶（hydroxyapatite crystal）的形式存在，呈细针状，长 10~20nm，沿胶原纤维长轴排列并与之紧密结合。由成骨细胞分泌的有机成分称类骨质（osteoid），钙化过程中，无机盐有序沉积于类骨质并与胶原纤维紧密结合。

骨质结构的形成经历了编织骨和板层骨的转变。胚胎时期至 5 岁以内儿童的骨质，其胶原纤维呈不规则交织状排列，称编织骨（woven bone）。以后编织骨在改建过程中逐步被板层骨所取代。板层骨（lamellar bone）是以骨板形式存在的骨组织。骨板（bone lamella）是骨基质存在的形式，在骨基质中，胶原纤维规律的成层排列，与骨盐晶体和基质紧密结合，同一层骨板内的纤维相互平行，而相邻的骨板内的纤维相互垂直，这种排列方式犹如多层木质胶合板，可以有效增加骨的强度。在长骨骨干、扁骨和短骨的表面，骨板层数较多，排列紧密而规则，称骨密质（compact bone）。在长骨骨骺、短骨的中心及扁骨板障，骨板层数少，排列不规则，形成大量针状或片状骨小梁（bone trabecula），它们交织成多孔立体网格样结构，故称骨松质（spongy bone）。

2. 骨组织的细胞

骨组织的细胞包括骨祖细胞、成骨细胞、骨细胞和破骨细胞，骨细胞位于骨组织内部，其余三种分布于骨组织表面。

（1）骨祖细胞（osteoprogenitor cell） 位于骨组织和骨膜交界处，细胞较小，呈梭形，细胞核椭圆形，胞质较少，呈弱嗜碱性。在骨生长、改建或骨折修复过程中，骨祖细胞功能活跃，不断增殖分化为成骨细胞。

（2）成骨细胞（osteoblast） 分布于骨组织表面，常单层排列，多呈矮柱状。功能活跃的细胞，基底部和侧面可见突起。细胞胞体较大,细胞核呈圆形,细胞质为嗜碱性。电镜下可见胞质内有大量粗面内质网和高尔基复合体。成骨细胞合成和分泌骨基质中的有机成分,即类骨质。同时,还向类骨质中释放基质小泡(matrix vesicle)。小泡膜上有钙结合蛋白、碱性磷酸酶等,小泡内含小的钙盐结晶。基质小泡在类骨质钙化过程中起重要作用。此外,成骨细胞还分泌多种细胞因子,调节骨组织的形成、吸收和代谢,促进骨组织钙化。当成骨细胞被类骨质包埋后,分泌功能减弱,突起逐渐延长,最终转变为骨细胞。

(3)骨细胞(osteocyte) 分布于骨组织内部的骨板间或骨板内,有多个细长的突起。细胞体所在的腔隙称骨陷窝(bone lacunae),突起所在的腔隙称骨小管(bone canaliculus)。较幼稚的骨细胞功能与成骨细胞类似,仍保留着产生类骨质的功能,随之类骨质增多和钙化,骨细胞逐渐成熟,失去了产生类骨质的能力。相邻骨细胞突起之间以缝隙连接相连,借此可以传递信息,此处的骨小管也彼此相连通,骨陷窝和骨小管内含少量组织液。骨组织内骨陷窝和骨小管互相联通,构成了骨组织内部的物质运输通道。

(4)破骨细胞(osteoclast) 由若干个单核细胞融合而成,散在分布于骨组织表面,数量少,细胞形态不规则,细胞核数量6~50个不等。胞质强嗜酸性,细胞器丰富,以溶酶体和线粒体居多。功能活跃的破骨细胞有明显极性,近骨质的一侧形成许多不规则的微绒毛,构成光镜下的皱褶缘(ruffled border)。环绕于皱褶缘的细胞质略隆起,像环形围堤包围皱褶缘,形成封闭区(sealing zone),因电镜下呈现低电子密度,故也称亮区(clear zone)。亮区的细胞膜紧贴骨组织,与皱褶缘和对应的骨组织表面凹陷之间封闭形成一个密闭的腔隙,称吸收陷窝(absorption lacunae),细胞在此释放多种水解酶和有机酸,发挥溶骨作用。破骨细胞胞质内有吞噬体和吞饮泡,内含有骨盐晶体及分解的有机成分,它们在细胞内将进一步降解。破骨细胞具有很强的溶骨、吞噬和消化能力,在骨组织内与成骨细胞相辅相成,共同参与骨的生长和改建。

(二)长骨的结构

骨有多种类型,其中长骨的结构较为复杂和典型,故以长骨为例介绍骨的结构。长骨由骨干和骨骺两部分构成,表面覆有骨膜和关节软骨,内部为骨髓腔,骨髓充填其中。

1. 骨干

骨干主要由骨密质构成,内侧有少量骨松质形成的骨小梁。骨密质在骨干的内、外表层形成内、外环骨板,内、外环骨板之间为骨干的主体结构,由大量哈弗斯系统和少量间骨板构成。骨干中有与骨干长轴垂直走行的穿通管(perforating canal),内含血管、神经、少量结缔组织和骨祖细胞等,穿通管在骨外表面的开口为滋养孔。

(1)环骨板(circumferential lamella) 是环绕在骨干内、外表面的骨板,分别称内环骨板和外环骨板。外环骨板较厚,由10~40层骨板组成,较整齐的环形排列于骨干外表面。内环骨板较薄,仅由数层骨板组成,与骨髓腔相邻,排列不如外环骨板规则。

(2)哈弗斯系统(Haversian system) 又称骨单位(osteon),位于内外环骨板之间,是长骨中起支持作用的主要结构。骨单位与骨干长轴方向一致,成圆筒状,由多层同心圆状排列的哈弗斯骨板(Haversian system)围绕中央管(central canal)构成。骨板中的胶原纤维围绕中央管呈螺旋形走行,相邻骨板的纤维方向互相垂直。中央管内有血管、神经和骨祖细胞等,来自于与其相通的穿通管。骨单位表面都有一条分界线,称黏合线(cement line)。此处含骨盐较多而胶原纤维很少,在长骨横断面上折光性较强。骨单位表面的骨小管,在黏合线处返折,一般不与相邻骨单位的骨小管相通,而骨单位最内层的骨小管均与中央管相通。因此,同一骨单位内的骨细胞接受来自中央管的血液供应。

(3)间骨板(interstitial lamella) 是位于骨单位之间或骨单位与环骨板之间不规则的平行骨板,是骨生长和改建过程中哈弗斯骨板或环骨板未被吸收的残留部分。

2. 骨骺

长骨的骨骺主要由骨松质构成,其表面有薄层骨密质,关节面有关节软骨,为透明软骨。骨松质内的小腔隙和骨干中央连通,共同构成骨髓腔。

3. 骨膜

除关节面外,骨内、外表面均覆盖有骨膜,分别称骨内膜和骨外膜,通常所说的骨膜指的是骨外膜。骨外膜(periosteum)为致密结缔组织,胶原纤维粗大,交织呈网。其中有些纤维束穿入骨质,称穿通纤维(perforating fiber),起固定骨膜和韧带的作用。骨膜内有血管、神经,深部有骨祖细胞。骨内膜(endosteum)很薄,衬于骨髓腔面、骨小梁表面、穿通管和中央管内表面。由少量含有骨祖细胞的结缔组织构成。骨膜的主要作用是营养骨组织,并为骨的生长和修复提供干细胞。

三、骨发生

(一)骨发生的方式

骨发生来源于胚胎时期的间充质细胞。骨发生有两种方式,即膜内成骨和软骨内成骨。

1. 膜内成骨

膜内成骨(intramembranous ossification)是在原始的胚性结缔组织膜内直接成骨。常见的颅骨、扁骨和不规则骨多以此种方式发生。首先,在即将成骨部位的血管增生,养分密集。间充质细胞不断的分裂分化为骨祖细胞,后者增生,部分分化为成骨细胞。成骨细胞产生类骨质物质,包围自身改称为骨细胞。骨细胞连同其周围的钙化组织一起形成骨组织。首先形成骨组织的部位称骨化中心(ossification center),随着骨化的不断进行,形成骨小梁。成骨细胞在骨小梁表面添加新的骨组织,使其不断增多形成骨松质,以后骨松质的表面部分逐步改建为密质骨,成骨区周围的结缔组织分化为骨膜。

2. 软骨内成骨

软骨内成骨(endochondral ossification),是在形成软骨雏形的基础上,将软骨组织逐步替换为骨组织,此种成骨方式较膜内成骨复杂。人体的大多数骨(如躯干骨、四肢骨和部分颅底骨等)都以此种方式发生。现以长骨发生为例,简述如下。

(1)软骨雏形的形成 在形成骨的最初阶段将要形成长骨的部位,由间充质细胞聚集并分化为骨祖细胞,骨祖细胞转化为软骨细胞后产生软骨基质,软骨基质分布于软骨细胞周围形成软骨组织。其外形与将要形成的长骨相似,故称软骨雏形(cartilage model)。软骨周围的间充质则形成软骨膜。

(2)骨领形成 在软骨雏形中段,软骨膜内层的骨祖细胞增殖分化为成骨细胞并贴附在软骨组织表面,形成薄层原始骨组织,包绕在软骨雏形中段的呈领圈状的结构被称骨领(bone collar)。骨领形成后,其表面的软骨膜改称骨膜。

(3)初级骨化中心与骨髓腔形成 软骨雏形中央的软骨细胞体积增大并分泌碱性磷酸酶,钙化其周围的软骨基质,软骨细胞自身逐渐凋亡形成初级骨化中心(primary ossification center)。骨膜中的血管伴随破骨细胞、成骨细胞和间充质细胞经由骨领进入钙化的软骨区。破骨细胞分解吸收钙化的软骨基质,形成许多与软骨雏形长轴一致的隧道。出现于骨小梁间的腔隙为初级骨髓腔,间充质细胞在此分化为网状细胞,形成网状组织,造血干细胞进入并增殖分化,形成骨髓。

骨领内表面的破骨细胞不断分泌溶解酶分解吸收骨组织,长骨骨干得以不断改建,通过这种边形成边分解吸收的成骨过程,使骨干在增粗的同时保持骨组织的适当厚度,骨髓腔也横向扩大。初级骨化中心也不断向软骨雏形两端扩展,骨干变长。初级骨髓腔逐渐融合扩大,形成较大的次级骨髓腔。过渡型骨小梁也逐渐被破骨细胞吸收,多个初级骨髓腔融合成较大的骨髓腔。

(4)次级骨化中心与骨髓形成 在长骨生长过程中,骨两端的软骨内又出现新的骨化中心称次级骨化中心(secondary ossification center)。各种骨出现次级骨化中心的时间有所不同,大多在出生后数月或数年,其形成过程与初级骨化中心相似,但骨化的方向是由中央向四周辐射。骨组织逐渐取代软骨组织形成骨前,骨骺表面终身保留薄层关节软骨，不参与骨的形成。骨骺与骨干之间保留一定厚度的软骨层，称骺板（epiphyseal plate）或者生长板（growth plate），是长骨继续增长的结构基础。

（二）长骨的生长

在骨的发生过程中，骨在不断地生长，具体表现在骨加长和增粗。

1. 骨加长

由骺板不断生长并替换成骨组织而实现。这种替换过程与初级骨化中心的形成过程相似，但变化的顺序和区域性更明显。从两端的骨骺到骨干的骨髓腔，依次分为五个区。

（1）软骨储备区（zone of reserve cartilage） 软骨细胞较小，呈圆形或椭圆形，散在分布。软骨基质呈弱嗜碱性。

（2）软骨增生区（zone of proliferating cartilage） 软骨细胞增殖活跃，形成的同源细胞群呈纵行排列的细胞柱。

（3）软骨成熟区（zone of maturing cartilage） 在靠近软骨钙化区的部位，软骨细胞大、圆，细胞柱之间软骨基质明显变薄。

（4）软骨钙化区（zone of calcifying cartilage） 软骨细胞肥大，呈空泡状，核固缩，有的细胞已凋亡消失，留下空洞状的软骨陷窝内可见破骨细胞。软骨基质钙化呈强嗜碱性。

（5）成骨区（zone of ossification） 成骨细胞于钙化的软骨基质表面形成骨组织，构成过渡型骨小梁，在长骨的纵切面上，似钟乳石样悬挂在钙化区的底部。骨小梁表面附有成骨细胞和破骨细胞，破骨细胞使初级骨髓腔逐渐扩大并向两端扩展。

软骨的增生、退化及成骨在速率上保持平衡，保证了骨干长度增加的同时，骺板能保持一定厚度。17～20岁后，骺板的软骨细胞失去增殖能力，骺软骨渐被骨组织取代，骨干和骨骺完全结合，长骨不能继续纵向生长，在长骨的干、骺之间留下线性痕迹，称骺线。此后，骺板闭合，长骨停止生长。

2. 骨增粗

长骨在生长过程中，仍然进行着一系列改建活动，外形和内部结构不断变化。骨的改建持续终生，从而使整个机体的发育和生理功能相适应，也使得骨组织具有十分明显的年龄性变化。骨外膜中的骨祖细胞分化为成骨细胞，在骨干表面添加骨组织，而内表面的破骨细胞不断溶骨，长骨骨干得以不断增粗。骨髓腔也横向扩大。骨干外表面的新骨形成速度略快于骨干内部的吸收速度，这样骨干的密质骨适当增厚。30岁后，人的长骨不再增粗。

【病例相关分析】

患者，男，18岁，高处坠落致全身多发骨折。查体：左前臂肿胀、畸形，左前臂下段尺侧有长约3cm的不规则伤口，尺骨骨质外露，伤口皮缘不齐，左侧桡动脉搏动正常，左手各指端感觉存在，手指活动受限。主要诊断：左尺骨开放性骨折，骨盆骨折，膀胱挫伤，左胫、腓骨开放性骨折，左距骨骨折。

思考

1. 本病例骨折涉及的骨在修复时为哪种骨发生方式？

2. 软骨内成骨的基本过程是什么？

解析

1. 膜内成骨（骨盆骨、距骨）和软骨内成骨（尺骨、胫骨、腓骨）。

2. 软骨雏形的形成、骨领形成、初级骨化中心与骨髓腔形成、次级骨化中心与骨髓形成。

（白生宾）

第六章 肌 组 织

重点	骨骼肌、心肌、平滑肌的组织学结构
难点	心肌与骨骼肌的光镜与超微结构的不同点。闰盘的光镜结构与超微结构特点
考点	三种肌组织的区别；骨骼肌、心肌、平滑肌的组织学结构

速览导引图

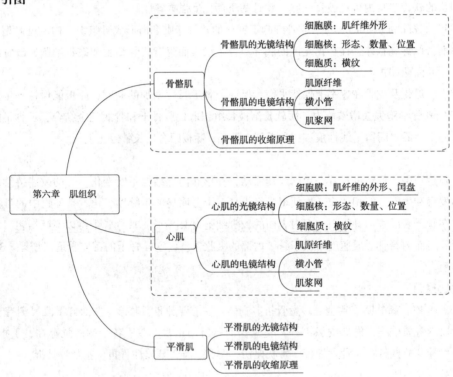

　　肌组织（muscle tissue）主要由肌细胞构成，细胞间含有少量结缔组织血管、淋巴管及神经等。其细胞呈细长纤维形，故又称肌纤维（muscle fiber）。通常将肌细胞膜称为肌膜（sarcolemma），细胞质称为肌浆（sarcoplasm），其中的滑面内质网，称肌浆网（sarcoplasmic reticulum）。

　　根据结构和功能的特点，肌组织可以分为骨骼肌、心肌和平滑肌三类。前两者光镜下可见明暗相间的横纹，故又称横纹肌（striated muscle）。骨骼肌的收缩受躯体运动神经支配，称随意肌。心肌与平滑肌的收缩受自主神经支配，为不随意肌。

一、骨骼肌

骨骼肌（skeletal muscle），一般通过肌腱附着于骨骼，每块肌肉由许多平行排列的骨骼肌纤维组成，其周围包裹着结缔组织。包在整块肌肉外面的一层致密结缔组织称为肌外膜（epimysium），即解剖学上的深筋膜，其中包含有血管和神经。肌外膜的结缔组织以及血管和神经的分支伸入肌组织内，将其分为大小不等的肌束，形成肌束膜（perimysium）。包绕在每条肌纤维周围的少量结缔组织称为肌内膜（endomysium），其中富含毛细血管。

（一）骨骼肌纤维的光镜结构

骨骼肌纤维呈细长圆柱状，直径 10~100nm，长度一般为 1~40mm，除舌肌等少数肌纤维极少有分支。肌膜外面有基膜贴附。骨骼肌纤维是一种多核细胞，一条纤维内含有几十个甚至几百个细胞核，位于肌浆的周边，靠近基膜下方，呈扁椭圆形。核异染色质较少，染色浅。

骨骼肌纤维的肌浆中含有大量与其长轴平行排列的肌原纤维（myofibril）。肌原纤维为细丝状，直径约 1~2nm，在横断面呈点状排列。每条肌原纤维上都有明暗相间的带，各条肌原纤维的明暗带都相应地排列在同一平面上，所以纵切的肌纤维呈现明暗相间的周期性横纹（cross striation）。在偏振光显微镜下，明带（light band）呈单折光，为各向同性，故又称 I 带；暗带（dark band）呈双折光，为各向异性（anisotropic），又称 A 带。电镜下，暗带中央有一条浅色的窄带，称 M 线。明带中央也可见一条深色的细线，称为 Z 线（Z line）。两条相邻的 Z 线之间的一段肌原纤维称为肌节（sarcomere），每个肌节都由 1/2 I 带 + A 带 + 1/2 I 带组成。肌节是肌纤维结构和功能的基本单位，肌节的长度随肌纤维的收缩或舒张而改变。肌原纤维有许多肌节连续排列构成。骨骼肌纤维的肌浆丰富，其中除含有大量胶原纤维外，还含有肌红蛋白、大量的线粒体、糖原颗粒和少量脂滴。每条肌纤维的外面包有基膜。在骨骼肌细胞与基膜之间可见到一种多突起的细胞，着色浅，称肌卫星细胞（muscle satellite cell）。卫星细胞是骨骼肌中的干细胞，与骨骼肌的再生有关。

（二）骨骼肌纤维的超微结构

1. 肌原纤维

肌原纤维有粗细两种肌丝构成，两种肌丝沿肌纤维的长轴规则平行排列，明、暗带就是这两种肌丝规律性排列的结果。粗肌丝位于肌节中部，贯穿 A 带全长，中央有 M 带起固定作用，两端游离；细肌丝的一端附着在 Z 线上，另一端伸到粗肌丝之间，达 H 带外缘。所以 I 带只含细肌丝，H 带只含粗肌丝，H 带以外的暗带部分是由粗、细两种肌丝构成。横断面，可见一条细肌丝周围有 9 条粗肌丝，而一条粗肌丝的周围排列有 6 条细肌丝。

（1）粗肌丝（thick filament）：长约 1.5μm，直径约 15nm，由肌球蛋白（myosin）分子有序排列而成，肌球蛋白分子形似豆芽，分头和杆两部分。在头和杆的连接点及杆上的两处类似关节，可以屈动。肌球蛋白分子的杆朝向 M 线，并以一定距离相错开。头都朝向粗肌丝的两端，并露于表面，形成横桥（cross bridge）。肌球蛋白分子头部具有 ATP 酶活性能，与 ATP 结合，只当肌球蛋白分子头部与肌动蛋白接触时，ATP 酶才被激活，分解 ATP 释放出能量，引起横桥发生屈伸运动。

（2）细肌丝（thin filament）：长 1μm 左右，直径约 5nm。由肌动蛋白、原肌球蛋白和肌钙蛋白三种蛋白分子组成。肌动蛋白单体是一条多肽链组成的球状分子，又称球形肌动蛋白（globular actin，G-actin）。许多单体互相连接，形成肌动蛋白链。两条机动蛋白链呈双股螺旋状，相互绞合在一起，形成纤维型激动蛋白（fibrous actin，F-actin），构成细肌丝的主要部分。每个球形肌动蛋白单体上都有一个可以与肌球蛋白头部相结合的位点。原肌球蛋白分子细长，是由两条多肽链形成的双股螺旋状结构，他们首尾相连形成长丝状，嵌于肌动蛋白的双螺旋的浅沟内。肌钙蛋白由三个球状亚单位构成，分别为：①肌钙蛋白 C 亚单位（TncC），是钙离子受体，能与钙离子相结合。②肌钙蛋白 T 亚单位（TntpT），通过该亚单位与原肌球蛋白结合。③肌钙蛋白 I 单位（TnI），抑制肌动蛋白与肌球蛋白相结合。

2. 横小管（transverse tubule，T 小管）

由肌膜向肌浆内凹陷形成，由于其走行方向与肌纤维长轴垂直，故称横小管。人与哺乳动物的横小管位于 A 带与 I 带交界处。同一水平的小管在细胞内分支吻合并环绕在每条纤维周围，可将肌膜的兴奋迅速传到肌纤维内。

3. 肌浆网

肌浆网（sarcoplasmic）是肌纤维内特化的滑面内质网，位于横小管之间，纵行包绕在每条肌原纤维周围，故又称纵小管（longitudinal tubule，L 小管）。纵小管末端膨大形成与横小管平行并紧密相连的扁囊，称为终池（terminal cisternae）。每条横小管与两侧的终池共同形成三联体（triad），通过三联体可将兴奋传递到肌浆网膜。肌浆网膜上含有钙泵蛋白（calcium pump），实际上是一种 ATP 酶，可以调节肌浆内钙离子浓度。

4. 线粒体

肌浆内富含线粒体，分布于基膜下方、肌原纤维之间以及细胞核周围。线粒体产生 ATP，为肌肉收缩提供能量。

（三）骨骼肌纤维收缩的机制

目前认为，骨骼肌的收缩机制是肌丝滑动原理（sliding filament mechanism）。其过程可归结如下：①神经冲动经神经肌连接传递至肌膜；②肌膜的兴奋经横小管传至终池及肌浆网；③肌浆网上的钙泵蛋白活化将肌浆网中的钙离子释放到肌浆内；④钙离子与 TnC 结合，导致肌钙蛋白和肌球蛋白的构形变化，致使球形激动蛋白单体上的活性位点暴露；⑤肌动蛋白位点随即与肌球蛋白头接触。在接触的瞬间，肌球蛋白分子头上的的 ATP 酶被激活，分解 ATP，释放能量。⑥球蛋白分子头和杆部发生屈曲，随之将激动蛋白链拉向 M 线，肌节缩短，肌纤维收缩。⑦收缩完毕，肌浆内钙离子被泵入肌浆网内，肌浆内钙离子浓度降低，肌钙蛋白恢复原来的构型。原肌球蛋白分子恢复原来的构型又掩盖肌动蛋白位点点，肌球蛋白头与肌动蛋白脱离接触，纤维恢复松弛状态。由此可见，收缩时固定在 Z 线上的细肌丝沿粗肌丝向 A 带滑入，I 带变窄，H 带缩窄或消失，A 带长度不变，肌节缩短，舒张时反向运动，肌节变长。

二、心肌

心肌（cardiac muscle）分布于心脏和邻近心脏的大血管根部。根据形态结构、分布和功能，心肌纤维可分为三类：工作心肌纤维、传导系统心肌纤维和有内分泌功能的心肌纤维。工作心肌纤维即普通心肌，其收缩具有自律性，缓慢而持久；后两类心肌纤维将在循环系统详述。

（一）心肌纤维的光镜结构

心肌纤维呈短圆柱状，有分支并互相连接成网，连接处称为闰盘，在 HE 染色的标本中呈着色较深的阶梯状粗线。心肌纤维的核呈卵圆形，位于中央，多为单核，少数细胞含有双核。纵切面上，心肌纤维也有明暗相间的横纹，但不如骨骼肌明显。肌浆丰富，其中含有大量的线粒体、糖原及少量脂滴和脂褐素。心肌纤维之间有丰富的毛细血管。

（二）心肌纤维的超微结构

心肌纤维的超微结构与骨骼肌相似，也有规则排列的粗肌丝，横小管和肌浆网等结构。现将二者超微结构上的差异归结如下：①心肌纤维内没有明显的肌原纤维，肌丝被大量纵性行排列的线粒体和少量肌浆等分隔成粗细不均的肌丝束，以致横纹不如骨骼肌明显。②横小管位于 Z 线水平，管径较粗。③纵小管不如骨骼肌发达，其末端略膨大形成不典型的终池，横小管两侧的终池往往不同时存在。常是一侧膨大的盲端与横小管相贴，形成二联体（diad）。④闰盘位于 Z 线水平，在闰盘部位，相邻心肌细胞的两端嵌合相接，切面上呈阶梯状，电镜下见横位相接处有中间连接和桥粒，起牢固的连接作用；纵位相接处有缝隙连接，便于细胞间化学信息的交流和电冲动的传导，这对心肌纤维整体活动的同步化十分重要。⑤心房肌纤维除有收缩功能外，还具有内分泌功能。电镜下可见膜被颗粒，颗粒中含有心房钠尿肽，又称心钠素，具有利尿、排尿、扩张血管和降低血压的作用。

三、平滑肌

平滑肌（smooth muscle）纤维可单独存在，但大都是成束或成层分布于消化管、血管等中空器官的肌层、内脏器官以及某些器官的被膜内，收缩缓慢而持久。平滑肌又称内脏肌。

（一）平滑肌纤维的光镜结构

平滑肌纤维呈长梭形，长短不一，含有一个杆状或长椭圆形的细胞核，位于肌纤维中央，可见 1～2 个核仁。当平滑肌纤维收缩时，核可扭曲为螺旋形。胞质嗜酸性，染色较深。

（二）平滑肌纤维的超微结构

电镜下，平滑肌肌膜内陷形成的小凹（caveola），并沿细胞的长轴排列成带状，这些小凹相当于骨骼肌的横小管；在平滑肌细胞膜的内面有许多电子密度高的斑块，称密区（dense area）或密斑（dense patch），相当于骨骼肌纤维的 Z 线，上有肌丝附着。在胞质内有电子密度高的不规则小体，称密体（dense body）。从密斑到密体之间有中间丝附着，构成具有一定集合形状的细胞骨架。肌浆网稀释，核两端的肌浆中可见线粒体及较多的游离核糖体。平滑肌纤维内虽有细肌丝和粗肌丝，但不形成肌原纤维。细肌丝主要由肌动蛋白组成，粗肌丝由肌球蛋白构成，粗细丝数量之比为 1:（12～30），细肌丝呈花瓣状环绕在粗肌丝周围，与纤维长轴呈平行排列，一端连在密斑上，另一端游离。平滑肌纤维没有肌节，若干粗肌丝和细肌丝聚集形成肌丝单位，又称收缩单位（contractile unit）。

（三）平滑肌纤维的收缩原理

目前认为，平滑肌纤维和横纹肌一样以"肌丝滑动"原理进行收缩。由于肌丝单位在肌膜上的附着点呈螺旋形排布，且粗肌丝无 M 线，相邻两排横桥的摆动方向相反，因而当肌纤维收缩时呈螺旋形扭曲，肌纤维增粗并缩短。

【病例相关分析】

患儿，男，11 岁。因咖啡样尿 3 天入院。患儿入院前 4 天开始军训，运动量较大，2 天后发现尿液呈咖啡样，不能缓解并伴双眼睑轻度浮肿，尿中泡沫较多，伴大腿疼痛，影响行走。经检查诊断为横纹肌溶解症（创伤性）。

思考

1. 什么是横纹肌溶解症？本病例受损的横纹肌是哪种类型肌组织？

2. 前述肌组织的结构是什么？

解析

1. 横纹肌溶解综合征是指一系列影响横纹肌细胞膜、膜通道及其能量供应的多种遗传性或获得性疾病导致的横纹肌损伤，细胞膜完整性改变，细胞内容物（如肌红蛋白、肌酸激酶、小分子物质等）漏出，多伴有急性肾衰竭及代谢紊乱。本病例受损肌组织应为骨骼肌。

2. 骨骼肌的光镜结构：纤维长，圆柱状，多核且位于肌膜下方，有明显周期性横纹。超微结构：肌原纤维（粗、细肌丝）、横小管、肌浆网、线粒体。

（白生宾）

第七章 神经组织

重点	神经组织基本结构、神经元及胶质细胞的分类、突触、有髓神经纤维、运动终板
难点	神经纤维髓鞘的形成
考点	神经元形态、结构及类型；突触的结构及功能；胶质细胞的类型；神经纤维结构

速览导引图

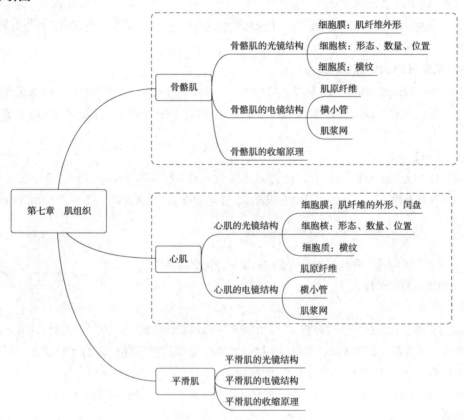

神经组织（nervous tissue）由<u>神经细胞</u>与<u>神经胶质细胞</u>组成。

神经细胞：神经系统的基本结构及功能单位，又称神经元（neuron），具有接受刺激、整合信息、传导冲动，分析贮存信息并传递产生效应，是意识、行为、记忆、思维的基础。

神经胶质细胞（neuroglial cell）：是神经元数量的 10～50 倍，对神经元具有支持、保护、营养和绝缘等作用，也参与神经递质与活性物质的代谢。

一、神经元

神经元约有 10^{11} 个，形态不一，包括胞体、树突、轴突三个部分。

（一）神经元的结构

1. 胞体

神经元营养和代谢中心，位于大小脑皮质、脑干和脊髓的灰质以及外周神经节内；呈圆形、锥形、梭形和星形等外观；直径从 $4\sim5\mu m$ 到 $150\mu m$ 大小不等；均包括细胞膜、细胞质和细胞核。

（1）细胞核　居胞体中央，大、圆、空，核膜明显，常染色质多，核仁大而圆。

（2）细胞质　尼氏体及神经原纤维为其特征性结构。还包括线粒体、高尔基复合体、溶酶体等细胞器以及随着年龄增多的脂褐素。

尼氏体（Nissl body）：具有强嗜碱性；大神经元内呈斑块状，小神经元内呈颗粒状；由发达的粗面内质网和游离核糖体构成，提示神经元具有活跃的蛋白质合成功能，主要合成更新细胞器所需结构蛋白、神经递质、神经调质等蛋白质。

神经原纤维（neurofibril）：HE 染色时无法着色，镀银染色呈棕黑细丝，交错成网并伸入树突和轴突内。由神经丝、微管、微丝构成，其中神经丝（neurofilament）是神经丝蛋白构成的一种中间丝，可构成细胞骨架，微管尚参与物质运输。

（3）细胞膜　可兴奋膜，包括 Na^+，K^+ 等离子通道以及受体蛋白等膜蛋白，有接受刺激刺激、处理信息、产生和传导神经冲动等功能。

2. 树突（dendrite）

一至多个，树枝状分支，分支上有大量棘状短小突起，称树突棘（dendrite spine）。胞质结构与胞体相似，主要接受刺激。

3. 轴突（axon）

只有一个，数微米到 1 米长不等，直径均一；起始部呈圆锥形，称轴丘（axon hillock），此处无尼氏体，色淡，是神经冲动的起始部位。轴突内的胞浆称轴质（axoplasm），内有大量神经丝、微管、小泡等；无粗面内质网和游离核糖体，故不能合成蛋白质。主要功能是传导神经冲动。

轴突运输（axonal transport）：按快慢分为慢速运输及快速运输，后者按运输方向分为：顺向运输（从胞体向轴突终末输送蛋白质、酶、递质等）；逆向运输（从轴突终末向胞体内运送所摄取物质、某些病毒或毒素等）。

（二）神经元的分类

1. 按神经元突起数量

（1）多极神经元　一个轴突，多个树突。

（2）双极神经元　一个轴突，一个树突。

（3）假单极神经元　一个突起，T 形分为中枢突及周围突两个分支。

2. 按神经元轴突的长短

（1）高尔基 I 型神经元：轴突长，神经元大。

（2）高尔基 II 型神经元：轴突短，神经元小。

3. 按神经元的功能

（1）感觉神经元（sensory neuron）　即传入神经元，以假单极、双极神经元多见；接受体内外各种物理化学刺激，并将信息传向中枢。

（2）运动神经元（motor neuron）　即传出神经元，一般是多极神经元；负责将神经冲动传递给肌细胞或腺细胞。

（3）中间神经元（interneuron）　即联络神经元，主要是多极神经元；位于感觉和运动神经元之间，起信息加工和传递作用，与感受器、效应器共同构成反射弧。

4. 按神经元释放的神经递质和神经调质的化学性质

（1）胆碱能神经元　释放乙酰胆碱。

（2）去甲肾上腺素能神经元　释放去甲肾上腺素。

（3）胺能神经元　释放多巴胺、5 – 羟色胺等。

（4）氨基酸能神经元　释放 γ – 氨基丁酸、甘氨酸、谷氨酸等。

（5）肽能神经元　释放脑啡肽、P 物质等。

（三）神经干细胞

神经组织中具有增殖与分化潜能的一类细胞，称神经干细胞（neural stem cell）。

1. 分布

大脑海马、脑和脊髓的室管膜下区等处。

2. 外形

与星型胶质细胞相似。

3. 标记物

巢蛋白（nestin）。

4. 功能

增殖分化为神经元、星型胶质细胞、少突胶质细胞等，替换正常凋亡的细胞，参与损伤修复。

二、突触

神经元之间或神经元与效应细胞之间传递信息的特化结构称为突触（synapse）。

（一）突触的构成

包括突触前成分、突触间隙和突触后成分三个部分。突触前后成分彼此相对胞膜分别称为突触前膜和突触后膜，其胞质面因有一些致密物附着而略厚。

1. 突触前成分

多为神经元的轴突终末，球形膨大；光镜下银染呈棕黑色圆形颗粒，称突触小体。含许多突触小泡，小泡内含神经递质或神经调质；突触小泡表面附有一种蛋白质，称突触素（synapsin），是小泡附于细胞骨架的中介。突触前膜上有电压门控 Ca^+ 通道。

2. 突触间隙

为突触前后膜之间宽约 15～30nm 的狭隙。

3. 突触后成分

树突棘为主，突触后膜中有特异性的神经递质受体及离子通道。

（二）突触的分类

1. 按照突触形成的接触部位

轴 – 树突触；轴 – 棘突触；轴 – 体突触等。

2. 根据神经冲动的传递形式

化学突触和电突触。

（1）化学突触　最常见的突触类型，即一般所说的突触，以神经递质作为信息传递媒介。

（2）电突触　即缝隙连接，以电流作为信息载体，人类少见。

（三）突触的传递

神经冲动传至轴突终末时，突触前膜的 Ca^+ 通道开放。Ca^+ 进入突触前成分，突触素发生磷酸化，其与突触小泡的亲和力降低，突触素与小泡分离，突触小泡脱离细胞骨架，移动至突触前膜并与之融合，通过出胞作用释放小泡内神经递质到突触间隙，进而与突触后膜上的受体结合，开放膜内离子通道，突触后膜两侧离子分布发生改变，使突触后神经元出现兴奋或抑制性突触后电位。

三、神经胶质细胞

神经胶质细胞数量是神经元的 10～50 倍，数量庞大；有突起，但不分为树突和轴突；无接受刺激和传导冲动的功能；具有支持、营养、保护和修复等功能。HE 染色只能显示细胞核和少量胞质，银染可见细胞全貌。

（一）中枢神经系统的神经胶质细胞

脑和脊髓内的神经胶质细胞有 4 种，具体如下。

1. 星形胶质细胞（astrocyte）

体积最大、数量最多，星形，核较大且色浅；胞质内含大量胶质丝（glial filament）。对神经元有支持、绝缘作用；胞体发出的突起末端形成脚板，在脑和脊髓表面形成胶质界膜（glial limitans）或贴附在毛细血管壁上构成血 – 脑屏障；可分泌神经营养因子，维持神经元生存及功能；可增生形成胶质瘢痕修复损伤。按形态分为：

（1）纤维性星形胶质细胞　白质多见，突起细长，分支较少，胶质丝丰富。

（2）原浆性星形胶质细胞　灰质多见，突起短粗，分支多，胶质丝较少。

2. 少突胶质细胞（oligodendrocyte）

分布于白质与灰质内，胞体较星形胶质细胞小，胞核卵圆形，染色质致密，突起较少。是中枢神经系统的髓鞘形成细胞，有营养和保护作用。

3. 小胶质细胞（microglia）

体积最小的胶质细胞，核小色深，突起细长，有分支。具有吞噬功能，中枢神经系统损伤时，可转变为巨噬细胞，吞噬死亡细胞碎屑。

4. 室管膜细胞（ependymal cell）

分布于脑室和脊髓中央管腔面，立方或柱形，游离面有纤毛，基部有细长突起，可产生脑脊液。

（二）周围神经系统的神经胶质细胞

1. 施万细胞（Schwann cell）

包裹周围神经纤维，是周围神经系统髓鞘形成细胞，外表面有基膜，可分泌神经营养因子。

2. 卫星细胞（satellite cell）

神经节内包裹神经元胞体的一层扁平或立方形细胞，外表面有基膜。

四、神经纤维和神经

（一）神经纤维（nerve fiber）

由神经元的长轴突及包绕它的胶质细胞组成。根据神经胶质细胞是否形成髓鞘（myelin sheath），可分为有髓神经纤维和无髓神经纤维两类。

1. 有髓神经纤维（myelinated nerve fibers）

（1）周围神经系统的有髓神经纤维　包绕周围神经纤维外周形成髓鞘的是施万细胞；一个施万细胞仅包

绕一根轴突的某一段结间体（internode），结间体之间的狭窄处为郎飞结（Ranvier node），该处轴膜裸露；横切面上，施万细胞分为三层，中层是多层细胞膜同心卷绕而成的髓鞘，其主要成分是髓磷脂（myelin），其中类脂约占 80%，余为蛋白质。髓鞘为界，内侧胞质菲薄，外侧胞质略厚，胞核位于其中。内外侧胞质之间有穿越髓鞘的狭窄通道，即髓鞘切迹（incisure of myelin）或施 – 兰切迹（Schmidt – Lantermann incisure）；电镜下髓鞘呈明暗相间的板层状；HE 染色时，髓鞘中类脂被溶解，髓鞘仅见少量网状蛋白质；锇酸固定染色时，髓鞘呈黑色，施 – 兰切迹显示为不着色的漏斗形斜裂。髓鞘形成的基本过程是：伴随着轴突生长，施万细胞表面凹陷成纵沟，轴突陷入沟内，沟两侧的细胞膜贴合形成轴突系膜。轴突系膜不断伸长并旋转卷绕轴突，在轴突周围形成多层环绕、呈板层状膜的髓鞘。由此可见髓鞘是由施万细胞的胞膜构成。

（2）中枢神经系统的有髓神经纤维　形成髓鞘的是少突胶质细胞；一个少突胶质细胞可包裹多根轴突，胞体位于神经纤维之间，外表面无基膜，髓鞘内无切迹。

2. 无髓神经纤维（unmyelinated nerve fibers）

（1）周围神经系统的无髓神经纤维　轴突细，施万细胞连续包裹；一个细胞包多条轴突，有基膜，无髓鞘，无郎飞结。

（2）中枢神经系统的无髓神经纤维　轴突外无胶质细胞包裹，轴突裸露。

（二）神经

1. 概念

神经纤维在周围神经系统中聚集形成。

2. 构成

（1）神经外膜（epineurium）　包裹在神经外表面的结缔组织形成。

（2）神经束膜（perineurium）　若干条神经纤维束表面的神经束上皮与束间结缔组织共同构成。

（3）神经内膜（endoneurium）　每条神经纤维表面的薄层结缔组织。

（三）神经末梢

即周围神经的终末部分，按功能分为感觉神经末梢和运动神经末梢两大类。

1. 感觉神经末梢（sensory nerve ending）

即感受器，除游离神经末梢外，触觉、环层小体和肌梭都是有囊的神经末梢。

（1）游离神经末梢（free nerve ending）

特点：较细的神经纤维终末反复分支，髓鞘消失。

分布：广泛分布于表皮、角膜、毛囊上皮细胞、各型结缔组织内。

功能：感受冷热、疼痛及轻触觉的刺激。

（2）触觉小体（tactile corpuscle）

特点：卵圆形，长轴与皮肤表面垂直，外包结缔组织被囊。

分布：有髓纤维进入小体前失去髓鞘，后盘绕在扁平细胞之间，分布于真皮乳头内和手指、脚趾掌侧皮肤内。

功能：感受应力刺激，产生精细触觉。

（3）环层小体（lamellar corpuscle）

特点：较大，卵圆形或圆形，中央有一条均质状的圆柱体，周围多层同心圆排列的扁平细胞。

分布：有髓纤维进入小体后失去髓鞘，进入小体中央的圆柱体内，分布于皮下组织、腹膜、肠系膜、骨膜、韧带等处。

功能：感受较强的应力刺激，参与形成压觉和振动觉。

（4）肌梭（muscle spindle）

特点：有结缔组织被囊，内含梭内肌纤维。

分布：感觉纤维进入肌梭前失去髓鞘，轴突分支呈环状包绕梭内肌纤维分布于骨骼肌内的梭形结构，是本体感受器。

功能：主要感受肌纤维的伸缩变化，调节骨骼肌的活动。

2. 运动神经末梢（motor nerve ending）

即效应器，支配肌肉运动和腺体分泌。可分为躯体和内脏运动神经末梢两大类。

（1）躯体运动神经末梢 分布于骨骼肌，支配骨骼肌收缩。

运动终板（motor end plate）：轴突终末失去髓鞘，呈爪状分支，末端贴于骨骼肌表面形成的椭圆形板状隆起。

运动单位（motor unit）：一个运动神经元的轴突及其分支所支配的全部骨骼肌纤维统称一个运动单位。

（2）内脏运动神经末梢 分布于心肌、平滑肌等处。纤维较细，无髓鞘，分支末端呈串珠样膨体（varicosity），与效应器细胞形成突触。

【病例相关分析】

患者，女性，81岁，家庭主妇。因7年来表现行为异常、自言自语、打骂家人，上述病情逐渐加重，生活不能自理入院检查。家属诉患者性格孤僻、寡言、勤劳。家族中无精神病患者。7年前自老伴去世后常呆坐不语，记忆力明显出现减退，多次外出找不到家门，在家烧水做饭时经常忘记关火。从开始对自己的儿女表现冷漠，渐渐变得不认识家人。生活自理困难，不知饥饿，穿衣不知道左右内外。近两年来有破坏倾向，经常用剪刀在沙发上戳洞，无故殴打孙女。近3个月来病情进一步加剧，不主动进食，不认识儿女，分不清早晚，大小便经常解于裤中，说话日趋减少。体查显示：患者老年病容，头发稀少花白，皮肤干皱，轻度脱水貌。四肢肌张力高，挛缩。表现呆板，姿势不自然。时时舐唇或自言自语，注意力很难唤起，偶尔回答问题，说话缓慢。定向力差，不知道自己的姓名，不确定自己的年龄，不知道上午或下午，对检查欠合作。血、尿、粪常规及肝功能均正常。脑脊液压力及细胞数正常。磁共振显像三维测量显示患者脑灰质、白质和海马体积缩小，脑室和脑脊液所占颅内体积的百分比明显增大，无移位及压迫现象。

思考

1. 本病例最可能的诊断是什么？有何依据？

2. 患者出现认知障碍的组织学基础是什么？

解析

1. 最可能的诊断是阿尔茨海默病。目前尚无有效的仪器或检验能准确诊断阿尔茨海默病，只能通过观察疾病的临床表现和演变特点来诊断。依据包括：①有痴呆表现；②起病隐匿，功能缓慢衰退，疾病进展过程中可出现一个相对稳定阶段；③无依据提示精神障碍是由其他可引起痴呆的全身疾病或脑部疾病所致；④不是脑卒中导致，缺乏突然的脑卒中样发作，在疾病早期无轻瘫、感觉丧失、视野缺损及平衡能力下降等神经系统损害体征。

2. 认知的形成有赖于一定数量神经元的功能正常。阿尔茨海默病时存在大量神经元丢失，从而导致其轴突发生溃变，突触数量严重减少，进而影响化学信息的正常传递。来自影像学提供的大体表现为患者脑室扩大、脑皮质对称性萎缩等，显微镜下可见神经元及突触数量大量丢失。此外，胞外有淀粉斑沉积、脑内有神经纤维缠结、血管内有淀粉样变性等均为阿尔茨海默病的典型病理表现。

（蔡 艳）

第八章 神经系统

重点	大脑、小脑皮质、脊髓灰质结构特点、神经节、血-脑屏障组成
难点	大脑、小脑皮质组织学特点
考点	血-脑屏障组成及作用

速览导引图

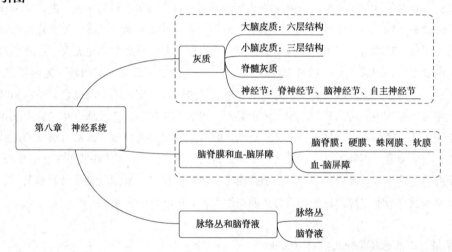

神经系统（nervous system）由神经组织构成，可分为中枢神经系统和周围神经系统两部分。通过大量神经元及其突起建立神经网络实现直接或间接对机体各系统器官的调控。

1. 中枢神经系统

（1）包括脑和脊髓。

（2）神经元胞体集中的结构称灰质（grey matter），位于大脑和小脑表面的灰质称为皮质（cortex），皮质外的灰质团块称为神经核。

（3）神经纤维聚集的结构称白质（white matter），皮质深面的白质为髓质。

2. 周围神经系统

（1）包括脑神经节、脑神经、脊神经节、脊神经、自主神经节和自主神经。

（2）神经元胞体集中的结构称神经节，按照性质不同有感觉和运动神经节之分。

（3）神经纤维聚集的结构称神经，周围神经可交织成丛。

一、大脑皮质

大脑皮质中神经元数量庞大，种类繁多。这些神经元分层排列，除海马、嗅脑等区，一般分为六层，且不同脑区这些层次特点有所差异。

（一）皮质分层

1. 分子层（molecular layer）

皮质最表面，神经元少，主要是水平细胞和星形细胞，有很多平行神经纤维。

2. 外颗粒层（external granular layer）

大量星形细胞和少量小型锥体细胞构成。锥体细胞尖端发出顶树突，伸向皮质表面，胞体底部发出基树突和轴突。

3. 外锥体细胞（external pyramidal layer）

较厚，主要是中、小型锥体细胞，它们的顶树突伸至分子层，轴突形成联合传出纤维。

4. 内颗粒层（internal granular layer）

密集分布大量星形细胞。

5. 内锥体细胞层（internal pyramidal layer）

主要是大、中型锥体细胞。其中在中央前回分布有巨大的锥体细胞，称 Betz 细胞，其轴突组成投射纤维。

6. 多形细胞层（polymorphic layer）

梭形细胞为主，还有锥体细胞和颗粒细胞。梭形细胞的树突上行至皮层表层，其下端树突主干根部发出轴突并组成投射纤维或联合穿出纤维。

（二）皮质各层信息传递

1. 皮质第 1~4 层主要接受感觉传入，来自丘脑的特异性躯体感觉主要进入第 4 层，与星形细胞形成突触。

2. 来自同侧或对侧大脑半球的联合传出纤维进入皮质第 2、3 层，与锥体细胞形成突触，改称联合传入纤维。

3. 皮质第 5~6 层的锥体细胞和梭形细胞发出轴突形成投射纤维，下行至脑干及脊髓。

4. 皮质第 3、5、6 层的锥体细胞和梭形细胞发出轴突形成联合传出纤维，分布于皮质的同侧及对侧脑区。

5. 皮质第 2~4 层的颗粒细胞主要与各层细胞相互联系，形成局部神经环路，以对各种信息进行分析、整合和存储，形成高级神经活动，并经锥体细胞传出产生相应反应。

二、小脑皮质

小脑皮质神经元主要包括：浦肯野细胞、颗粒细胞、星形细胞、篮状细胞及高尔基细胞 5 种，只有浦肯野细胞是唯一的传出神经元，上述细胞按三层分布。

（一）皮质分层

1. 分子层

较厚，含大量神经纤维，神经元少且分散，主要是星形细胞和篮状细胞。

2. 浦肯野细胞层

一层排列整齐的浦肯野细胞胞体形成，该类型细胞是小脑皮质中最大的神经元，胞体呈梨形，故该层又称为"梨状细胞层"。

3. 颗粒层

密集的颗粒细胞和少量高尔基细胞构成。

（二）皮质各层特点

1. 小脑传入纤维

包括攀缘纤维（climbing fibers）、苔藓纤维（mossy fibers）和去甲肾上腺素能纤维。

（1）攀缘纤维　兴奋性纤维，主要来自延髓的下橄榄核，纤维细，与浦肯野细胞树突形成突触，直接引起该类细胞兴奋。

（2）苔藓纤维　兴奋性纤维，主要来自脊髓和脑干的神经核，纤维较粗，末端呈苔藓样分支，其末端膨大处分别与颗粒细胞的树突、高尔基细胞的轴突或近端树突形成突触群，形成小球状的小脑小球（cerebellar glomerulus）。可直接兴奋颗粒细胞，间接兴奋浦肯野细胞，并同时通过兴奋抑制性中间神经元（高尔基细胞、篮状细胞和星形细胞）抑制浦肯野细胞的活动。

（3）去甲肾上腺素能纤维　来自脑干的蓝斑核，对浦肯野细胞有抑制作用。

2. 小脑穿出纤维

浦肯野细胞发出的轴突形成小脑皮质唯一的传出纤维，终止于小脑内的神经核。

三、脊髓灰质

脊髓内的神经元胞体及树突聚集形成在灰质，位于脊髓横断面中央，呈蝴蝶状，周围是白质。灰质内除多极神经元胞体、树突外，尚有无髓神经纤维和神经胶质细胞。灰质可分为前角、侧角及后角，其中的神经元特点如下。

1. 前角

多为躯体运动神经元，大的为 α 运动神经元，轴突粗，分布于骨骼肌；小的是 γ 运动神经元，轴突较细，支配肌梭内的肌纤维；Ranshaw 细胞、小神经元与 α 运动神经元形成突触并抑制其活动。

2. 侧角

主要是胆碱能的内脏运动神经元，其轴突形成内脏运动神经的节前纤维，分别终止于交感和副交感神经节，与节内神经元建立突触联系。

3. 后角

神经元类型复杂，有束细胞及中间神经元。束细胞可发出长轴突进入脊髓白质，形成各种神经纤维束（如薄束、楔束、脊髓丘脑束等）上行；中间神经元的轴突长短不一，短轴突可以与同节段的束细胞和运动神经元联系，长的轴突可在白质内上下穿行，终止于相邻或较远的脊髓节段同侧或对侧神经元。

四、神经节

神经节可分为脊神经节、脑神经节和自主神经节三种，其内的神经元被称为节细胞（ganglion cell）。

1. 脊神经节

感觉神经节，脊神经后根的膨大结构，节内含许多假单极神经元胞体以及平行排列的神经纤维束，这些纤维束大部分属于无髓纤维。神经元胞体及其附近胞突外面有一层卫星细胞包裹，在"T"形分支处改由施万细胞包裹。

2. 脑神经节

感觉神经节，位于三叉神经、面神经等脑神经干上，结构与脊神经节相似。

3. 自主神经节

包括交感神经节和副交感神经节两类。多极神经元为主，胞核偏于细胞一侧。节细胞属于自主神经系统的节后神经元，其树突或胞体接受节前纤维信息，其轴突形成无髓的节后纤维，纤维末梢即内脏运动神经纤维，支配平滑肌、心肌和腺体运动。节内卫星细胞数量较少，包绕节细胞胞体及突起。

（1）交感神经节　位于脊柱两旁或前方，包括椎前节和椎旁节，大部分为去甲肾上腺素能神经元，少数为胆碱能神经元。

（2）副交感神经节　位于器管附近或器官内，一般属胆碱能神经元。

五、脑脊膜和血－脑屏障

（一）脑脊膜

包裹在脑和脊髓表面的结缔组织膜，由外向内分为硬膜（dura mater）、蛛网膜（arachnoid）和软膜（pia mater）三层，具有保护、支持功能。硬膜是一层厚而坚韧的致密结缔组织，内表面有一层内皮细胞；蛛网膜由薄层纤细的结缔组织构成；软膜是薄层结缔组织，紧贴于脑和脊髓表面。这些脑脊膜可以形成一些裂隙。

1. 硬膜外隙

即硬膜与骨之间的裂隙，内含静脉丛、脂肪等。

2. 硬膜下隙

即硬膜与蛛网膜之间的狭隙，内含少量液体。

3. 蛛网膜下隙

即蛛网膜与软膜之间的腔隙，内含脑脊液。

4. 血管周隙

血管与软膜之间的间隙，与蛛网膜下隙相通，内含脑脊液。

（二）血－脑屏障

1. 概念

毛细血管中血液与脑实质间的结构，对物质通过有选择性阻挡的作用。

2. 组成

由脑连续毛细血管内皮细胞（有紧密连接）、基膜和神经胶质膜（星形胶质细胞胞突末端扩大形成脚板）构成。

3. 功能

阻止某些物质进入脑组织，能选择性让营养物质和代谢产物顺利通过，维持脑组织内环境的相对稳定。

六、脉络丛和脑脊液

脉络丛（choroid plexus）是由第3、4脑室顶和部分侧脑室壁的软膜与室管膜直接相贴，突入脑室而形成的皱襞样结构，其上皮是具有分泌功能的单层立方上皮，其分泌的无色透明液体就是脑脊液（cerebrospinal fluid），充满脑室、脊髓中央管、蛛网膜下隙和血管周隙，具有营养和保护脑和脊髓的作用。脑脊液最终被蛛网膜颗粒（即蛛网膜突入颅静脉窦内的绒毛状突起）吸收进入血液，从而形成脑脊液循环。

【病例相关分析】

患儿，7岁，出生时患新生儿缺血缺氧性脑病。2岁开始说话，只能叫"爸爸""妈妈"等简单发音，四肢运动功能障碍，坐姿向前冲，右足尖走路且内侧，右手五指不灵活，肌张力高。不能与他人正常进行语言及情感交流，不懂得在何种场合采取何种态度。

思考

1. 本病例最可能诊断是什么？依据何在？

2. 请从组织学角度分析该病产生的可能原因。

解析

1. 最可能的诊断是脑瘫。依据是：患儿出生时有缺血缺氧性脑病，出生后存在运动障碍、肌张力增高、姿势及反射异常等。同时伴有智力低下、语言障碍等。

2. 脑瘫可能是损伤了脑部运动、感觉（如视觉、听觉或躯体感觉等）等特定相关功能中枢以及广泛的联络皮质受损，这些区域的脑皮质神经元在缺血、缺氧条件下发生坏死进而出现相应功能障碍，如损害到了运动中枢的第 5~6 层的锥体细胞及梭形细胞，锥体束功能异常，表现为痉挛性运动障碍。若损害到了额叶等区的第 1~3 层，可损害同侧和对侧端脑之间的联络及连合纤维，从而出现情感障碍、智力低下、语言障碍等认知功能异常。

（蔡　艳）

第九章　眼　和　耳

重点	眼球壁中角膜、视网膜；内耳中壶腹嵴、位觉斑及螺旋器
难点	螺旋器的结构
考点	角膜与视网膜结构；位觉和听觉感受器结构

速览导引图

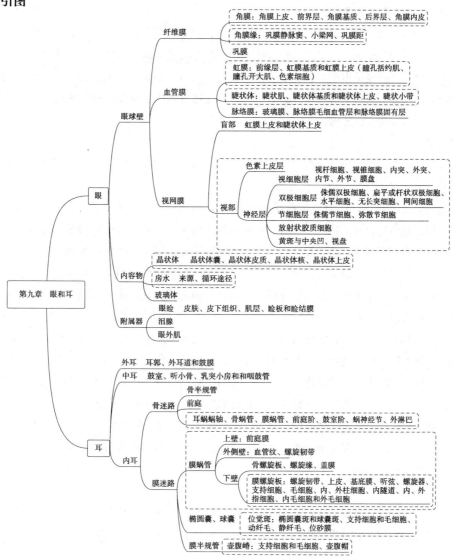

一、眼

眼是视觉器官，由眼球及其附属器组成。眼球近似球形，由眼球壁和眼内容物构成。眼的附属器包括眼睑、眼外肌和泪器等。

（一）眼球壁

眼球壁由外至内分为纤维膜、血管膜和视网膜3层。

1. 纤维膜

主要成分为致密结缔组织，其前1/6为角膜，后5/6为巩膜。两者的连接区称角膜缘。

（1）角膜（cornea）　为稍向前突出的透明的圆盘状结构，角膜内无血管、淋巴管和黑素细胞，神经末梢丰富。营养由房水和角膜缘的血管以渗透的方式供应。从前至后可将角膜分为5层。①角膜上皮（corneal epithelium）：未角化的复层扁平上皮，基底层矮柱状细胞有增殖能力；②前界层：由胶原原纤维和基质构成的薄层透明均质膜，损伤后不能修复；③角膜基质：厚的规则致密结缔组织，含水量高，其中胶原原纤维平行排列成板层，相邻板层相互垂直，基质内有成纤维细胞；④后界层：结构似前界层，来源于角膜内皮；⑤角膜内皮：单层扁平上皮，具有活跃的物质转运功能，修复后界层。角膜透明的原因包括角膜内纤维排列规则、水分丰富、无血管和无黑素细胞。

（2）巩膜（sclera）　纤维膜的后5/6，由致密结缔组织构成，对眼球壁起支撑和保护作用。

（3）角膜缘（corneal limbus）　又称角巩膜缘，是角膜与巩膜的移行区域。角膜缘内侧有一环形管道称巩膜静脉窦。巩膜静脉窦内侧是由小梁和小梁间隙构成的小梁网，小梁表面覆以内皮，中间为胶原纤维。小梁间隙与巩膜静脉窦相通，两者是房水回流的必经之路。巩膜与角膜交界处内侧的巩膜向前内侧稍凸起的结构称巩膜距，是小梁网和睫状肌的附着部位。

2. 血管膜

由富含血管和色素细胞的疏松结缔组织组成，从前向后分为3部：虹膜前缘层和基质、睫状肌和睫状体基质以及脉络膜。

（1）虹膜（iris）　角膜和晶状体之间的圆盘状薄膜，中央的开口为瞳孔，周边与睫状体相连。虹膜将眼房分为前房与后房，前房周边部虹膜与角膜缘之间的夹角为前房角。虹膜由前向后分前缘层、虹膜基质和虹膜上皮三层。前缘层为一层不连续的成纤维细胞和色素细胞。虹膜基质为富含血管和色素细胞的疏松结缔组织。虹膜上皮有前后两层细胞。前层为肌上皮细胞，靠近瞳孔缘呈环形排列者为瞳孔括约肌，受副交感神经支配，收缩时使瞳孔缩小；位于瞳孔括约肌外侧呈放射状排列者称瞳孔开大肌，受交感神经支配，收缩时使瞳孔开大。后层细胞为色素细胞。

（2）睫状体（ciliary body）　虹膜与脉络膜之间的三角形结构，前部较宽大，后部渐平坦，由睫状肌、睫状体基质和睫状体上皮组成。睫状肌为平滑肌，有外纵、中放射状和内环形三种排列方式。睫状体基质为富含血管和色素细胞的结缔组织。睫状体上皮由内、外两层细胞组成，外层为色素细胞，内层为非色素细胞，可分泌房水。睫状体前内侧部伸出的放射状小突起称睫状突。连接睫状突与晶状体的纤维状结构是睫状小带。睫状肌收缩时，睫状小带松弛，晶状体曲增加度；反之，则紧张，晶状体变扁平。

（3）脉络膜（choroid）　巩膜与视网膜视部之间的血管膜，为富含血管和色素细胞的疏松结缔组织，由内至外为玻璃膜、脉络膜毛细血管层和脉络膜固有层。

3. 视网膜（retina）

眼球壁的内层，其中覆盖在睫状体和虹膜表面的上皮称视网膜盲部，覆盖在脉络膜内面的视网膜部分称视部。视部与盲部之间的锯齿状分界结构称锯齿缘。视部由色素上皮和神经层组成，后者包括视细胞层、双极细胞层和节细胞层。

（1）色素上皮层　单层立方上皮，细胞基部紧贴玻璃膜。胞质内有粗大的黑素颗粒和含视杆细胞脱落膜盘的吞噬体。黑素颗粒保护视细胞免受强光损伤。细胞侧面有紧密连接。细胞顶部有指状突起伸入视细胞的外节之间，但不形成连接结构。视网膜剥离发生在此处。视网膜色素上皮能贮存维生素 A。

（2）视细胞（visual cell）　又称感光细胞，是视网膜中能感受光线和颜色的细胞。胞体发出内突和外突，内突末端与双极细胞形成突触；外突又分为内节和外节，内节为合成感光蛋白的部位；外节为感光部位，含有大量的由胞膜向胞质内陷形成的平行层叠的膜盘，膜盘上镶嵌有感光蛋白。根据外突形状和感光性质不同，视细胞分为视杆细胞和视锥细胞。

①视杆细胞（rod cell）　感受弱光，数目多，主要分布在视网膜的周围部。其外节呈杆状，膜盘与胞膜分离而独立，由外节基部向顶端推移，顶端的膜盘老化脱落后被色素上皮细胞吞噬。膜盘上的感光物质称视紫红质，它的合成需要维生素 A。维生素 A 不足使得视紫红质缺乏，导致弱光视觉减退，即夜盲症。

②视锥细胞（cone cell）　感受强光和色觉，数量少，主要分布在视网膜中部。其外节呈圆锥状，膜盘与细胞膜分离，膜盘不脱落。其感光物质称视色素。视锥细胞分含红敏色素、绿敏色素和蓝敏色素 3 种。若缺少感红光（或绿光）的视色素，则不能分辨红（绿）色，为红（绿）色盲。

（3）双极细胞（bipolar cell）　连接视细胞与节细胞的中间神经元，其中只与一个视锥细胞和一个节细胞形成突触联系的称侏儒双极细胞，与多个视细胞和节细胞形成突触联系的称扁平或杆状双极细胞；另外还有构成局部环路的中间神经元，包括水平细胞、无长突细胞和网间细胞。

（4）节细胞（ganglion cell）　具有长轴突的多极神经元，轴突穿出眼球壁形成视神经。节细胞中只和一个侏儒双极细胞形成突触的称侏儒节细胞，与多个双极细胞形成突触连接的称弥散节细胞。

（5）放射状胶质细胞（radial neuroglial cell）　又称米勒细胞，是视网膜特有的一种胶质细胞，具有营养、支持、绝缘和保护等作用。细胞细长，胞核位于双极细胞层，外侧端与视细胞内节连接形成外界膜，内侧端于视网膜内表面形成内界膜。视网膜也含星形胶质细胞、少突胶质细胞和小胶质细胞。

（6）黄斑与中央凹　黄斑（macula lutea）是视网膜后极的一浅黄色区域，其中央椭圆形凹陷称中央凹，为视网膜最薄的部分。此处只有色素上皮和视锥细胞。视锥细胞、侏儒双极细胞和侏儒节细胞三者之间是一对一的联系，故中央凹是视觉最敏锐的部位。

（7）视盘（optic disc）　又称视神经乳头，位于黄斑鼻侧，圆盘状，乳头状隆起，是视网膜节细胞轴突汇集穿出视网膜的部位。此处无感光细胞，为生理盲点。

（二）眼内容物

由房水、晶状体和玻璃体组成，与角膜同属眼的屈光系统。

1. 晶状体（lens）

具有弹性的双凸透明体，是眼球主要的屈光装置。晶状体外包由基膜及胶原原纤维组成的晶状体囊。晶状体实质包括外周的皮质和中央的晶状体核。皮质前表面至赤道表面的单层立方上皮称晶状体上皮。晶状体核由老化的细胞核消失的晶状体纤维构成。晶状体无血管和神经，营养来自房水。老年人晶状体弹性和透明度下降，甚至浑浊，为老年性白内障。

2. 玻璃体（vitreous body）

充填于晶状体与视网膜之间的无色透明的胶状体，其中 99% 为水分，含少量透明质酸、玻璃蛋白和胶原原纤维等。

3. 房水（aqueous humor）

充满于眼房的透明液体，来源于睫状体的血管渗出和非色素上皮细胞的分泌。房水从后房经瞳孔至前房，达前房角后经小梁间隙流入巩膜静脉窦，再由静脉导入血循环。房水维持眼压并营养晶状体和角膜，若回流受阻，会导致眼压升高，视力受损，称青光眼。

（三）眼的附属器

由眼睑、泪器和眼外肌等组成。

1. 眼睑（eyelid）

眼球前方的皮肤皱褶，由外向内分为皮肤、皮下组织、肌层、睑板和睑结膜5层。皮肤与睑结膜的移行处称睑缘，有睫毛。睫毛根部和睫毛附近分别有皮脂腺和汗腺。皮下组织为疏松结缔组织。肌层主要是骨骼肌。睑板为致密结缔组织，是眼睑的支架。睑板内有皮脂腺称睑板腺，开口于睑缘，分泌物润滑睑缘和保护角膜。睑结膜由含杯状细胞的复层柱状上皮及其下方的薄层结缔组织组成。睑结膜反折覆盖在巩膜表面的结膜称球结膜。

2. 泪腺（lacrimal gland）

浆液性复管状腺，腺上皮为立方或柱状，分泌的泪液经导管排至结膜上穹窿部。

二、耳

耳（ear）由外耳、中耳和内耳组成。外耳和中耳收集和传导声波，内耳感受位觉和听觉。

（一）外耳

外耳（external ear）由耳郭、外耳道和鼓膜构成。耳郭以弹性软骨为支架，外包薄层皮肤。外耳道的皮肤内有结构类似大汗腺的耵聍腺，分泌耵聍。鼓膜（tympanic membrane）为椭圆形的半透明薄膜，分隔外耳道与中耳。鼓膜分3层，内、外层分别为单层扁平上皮与复层扁平上皮，中间为薄层的固有层。鼓膜极薄，易受外力冲击而破裂。

（二）中耳

中耳（middle ear）包括鼓室、听小骨、乳突小房和和咽鼓管等。鼓室是颞骨内的不规则含有空气的小室，表面有黏膜覆盖。黏膜上皮的类型因部不同而异。听小骨有3块，彼此形成关节连接，关节面为透明软骨。咽鼓管是连接鼓室与咽部的管道，分骨部与软骨部，分别覆有单层柱状上皮和假复层纤毛柱状。

（三）内耳

内耳（internal ear）又称迷路，位于颞骨岩部内，包括骨迷路与膜迷路。骨迷路是密质骨构成的腔隙，包括骨半规管、前庭和耳蜗。膜迷路为悬吊在骨迷路之中的相互联通的膜性管与囊，包括膜半规管、椭圆囊、球囊和膜蜗管。大部分膜迷路腔面为单层扁平上皮，某些部位的上皮增厚，特化形成感受器。

骨迷路和膜迷路之间的间隙所含的液体为外淋巴，由骨膜中的毛细血管产生，经蜗小管入蛛网膜下隙。膜迷路中的液体为内淋巴，由血管纹生成，经内淋巴导管和内淋巴囊导入硬膜下隙。内、外淋巴互不相通。

1. 耳蜗、膜蜗管及螺旋器

（1）耳蜗（cochlea）　形似蜗牛壳，由中央的蜗轴和盘绕蜗轴约两周半的骨蜗管构成。蜗轴由松质骨构成，内有耳蜗神经节。骨蜗管被套嵌其内的膜蜗管分隔为上部的前庭阶和下部的鼓室阶，两阶在蜗顶以蜗孔相通，含外淋巴。

（2）膜蜗管　位于前庭膜与螺旋板之间的三角形膜性管道，内含内淋巴，有上、外和下3个壁。

①上壁为前庭膜（vestibular membrane），分隔前庭阶与膜蜗管，由两层单层扁平上皮夹一层薄层结缔组织组成。

②外侧壁由血管纹和骨膜增厚形成的螺旋韧带组成。血管纹为含毛细血管的复层扁平上皮，可生成内淋巴。

③下壁由骨螺旋板（osseous spiral lamina）和膜螺旋板（membranous spiral lamina）组成。骨螺旋板是从

蜗轴伸入骨蜗管内的薄骨片，表面骨膜增厚并突入膜蜗管形成螺旋缘。从螺旋缘伸出一片覆盖于螺旋器上方的薄的胶质膜称**盖膜**。膜螺旋板是连接骨螺旋板与骨蜗管外壁螺旋韧带之间的膜性结构，其两面为上皮，中间为基底膜。基底膜中由内向外放射状排列的胶原样细丝束为听弦。蜗底听弦与高频振动发生共振，蜗顶听弦与低频振动发生共振，故蜗底受损可导致高音感受障碍，蜗顶受损则低音感受障碍。

（3）**螺旋器** 又称柯蒂器（organ of Corti），是膜蜗管基底膜上的听觉感受器，由支持细胞和毛细胞组成。

①支持细胞分为柱细胞（pillar cell）和指细胞（phalangeal cell）。柱细胞有内、外柱细胞各1列，细胞两端较大，且相互连接，较细的中间部相互分开形成三角形的内隧道。指细胞呈柱状，分内、外指细胞，内指1列，外指3~5列，它们分别排列在内、外柱细胞的内侧和外侧。指细胞顶部的指状突起包围相应的毛细胞。支持细胞均附着在基底膜上。

②毛细胞（hair cell）是感受听觉刺激的细胞，分内毛细胞和外毛细胞。内毛细胞1列，外毛细胞3~5列，分别被相应指细胞顶部的指状突包围。内毛细胞呈烧瓶形，外毛细胞呈高柱状。毛细胞游离面有静纤毛细胞称听毛，排列成"V"形或"W"形。毛细胞底部与来自耳蜗神经节的双极神经元的树突末端形成突触。

听觉产生原理：由外耳道传入的声波经鼓膜和听骨链传至卵圆窗，引起前庭阶外淋巴振动，触发前庭膜振动，继而使膜蜗管的内淋巴发生振动，导致基底膜振动。前庭阶外淋巴的振动还可经蜗孔传到鼓室阶使得鼓室阶外淋巴振动，导致基底膜振动。基底膜振动使得毛细胞的听毛与盖膜的位置变化而不断弯曲和伸直，刺激毛细胞兴奋，信息经毛细胞底部的突触传递给耳蜗神经，再传至中枢，产生听觉。

2. 前庭、椭圆囊和球囊与位觉斑

前庭为骨半规管与耳蜗之间的卵圆形腔室，壁上有前庭窗与蜗窗。椭圆囊和球囊分别是前庭内呈椭圆形的膜性囊和球形的膜性囊。位觉斑是椭圆囊外侧壁和球囊前壁的局部黏膜增厚形成的位觉感受器，分别称椭圆囊斑和球囊斑。椭圆囊斑的长轴呈水平位，球囊斑的长轴为垂直位。

位觉斑较平坦，由支持细胞和毛细胞组成，表面覆盖均质性蛋白样的位砂膜，膜表面有由碳酸钙和蛋白质组成的结晶体，即位砂。位砂膜由支持细胞分泌形成。毛细胞为感觉上皮细胞，位于支持细胞之间，细胞顶部有许多呈阶梯状排列的静纤毛和一根动纤毛，插入位砂膜。细胞基底部与传入神经末梢形成突触联系。位觉斑感受身体的直线变速运动和静止状态。直线变速运动或重力作用时，由于位砂的比重比内淋巴大，位砂膜中的纤毛发生弯曲，刺激毛细胞兴奋，继而神经递质通过突触传递给传入神经末梢。

3. 骨半规管、膜半规管及壶腹嵴

骨半规管是骨迷路中的3个相互垂直的半环形骨性小管。每个半规管的一端膨大称壶腹。膜半规管是悬吊于骨半规管中的3个互相垂直的半环形膜性管道。膜半规管一端的膨大称膜壶腹。壶腹嵴是膜性壶腹一侧黏膜呈鞍状增厚凸向管腔的横行隆起。壶腹嵴也是位觉感受器。

壶腹嵴的上皮也由支持细胞和毛细胞组成。支持细胞高柱状，其分泌物在壶腹嵴表面形成圆锥形胶质的壶腹帽。毛细胞与位觉斑类的类似，其动纤毛和静纤毛插入壶腹帽。毛细胞的基部与前庭神经中的传入纤维末梢形成突触联系。壶腹嵴感受头部旋转运动的开始和终止时的刺激。不管头部在哪个方向旋转，膜半规管内淋巴流动都会使壶腹帽倾斜，从而刺激毛细胞产生兴奋，经前庭神经传入中枢。

【病例相关分析】

患者李某某，男，55岁。左眼间断胀痛1年余，畏光，流泪。在情绪激动或者过度劳累时胀痛加重，休息数日缓解。昨日晚间和他人发生争吵后左眼剧烈胀痛，伴有视物模糊，在电灯泡周围可见彩虹，来医院就诊。

检查：左眼混合充血，角膜水肿，雾状浑浊，前房显著变浅，前房角闭塞，瞳孔呈竖卵圆形散大，对光反射消失。晶状体大部分浑浊，眼球指压坚硬如石，右眼无充血，角膜清，前房浅，瞳孔对光反射灵敏，晶体透明，眼底窥视乳头有水肿。眼压：左眼 60mmHg，右眼 15mmHg，其他无显著异常。

思考

1. 本病例最可能的诊断是什么？有何依据？

2. 房水产生的组织学结构基础及其功能是什么？患者眼压为什么会急剧升高？

解析

1. 最可能的诊断是急性闭角型青光眼。依据：角膜上皮水肿，呈雾状浑浊。前房极浅，前房角大部或全部关闭，眼压急剧升高。晶状体浑浊。白天视物呈雾状，晚上看灯光有虹视。视盘充血，有动脉搏动和视网膜静脉扩张。情绪激动、过度劳累和应用抗胆碱药物是主要诱发因素。

2. 房水是充满于眼房的透明液体，由睫状体的血管渗出和非色素上皮细胞的分泌形成。房水功能包括屈光，为眼内组织提供营养和氧气，排出其代谢产物和维持眼内压等。正常情况下，房水从后房经瞳孔至前房，达前房角后经小梁间隙流入巩膜静脉窦，再由静脉进入血循环。该患者由于前房角大部或全部关闭，使得房水回流途径阻断，不能进入小梁间隙和巩膜静脉窦，因而眼内房水增多，眼压急剧升高。

（蔡维君）

第十章 循环系统

重点	血管管壁一般结构；动脉、毛细血管、心脏壁结构特点
难点	各级血管结构与功能的联系
考点	循环系统各器官组织学结构特点

速记导引图

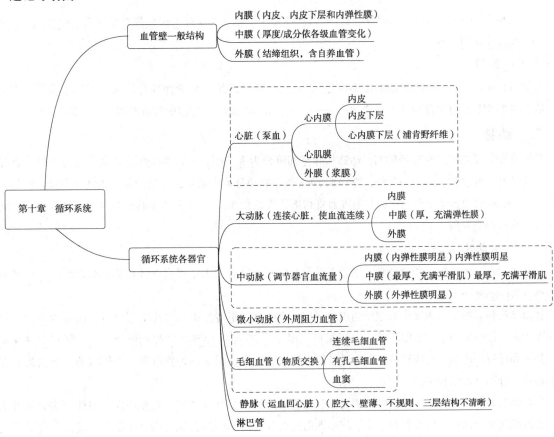

循环系统由心血管系统、淋巴管系统组成，是连续而封闭的管道系统。心脏推动血液在血管中循环，动脉运送血液至全身组织及器官，毛细血管是血液与周围组织进行物质交换的主要场所，静脉将物质交换后的血液运回心脏。

一、血管管壁一般结构

血管分动脉、静脉和毛细血管三类。除毛细血管外，血管壁的结构分为内膜、中膜和外膜。

（一）内膜

内膜（tunica intima）含内皮、内皮下层和内弹性膜三层。

1. 内皮（endothelium）

位于腔面的单层扁平上皮，细胞长轴多与血液流动方向一致。电镜下，可见游离面胞质突起，相邻细胞间有紧密连接、缝隙连接等，胞质内含丰富吞饮小泡及长杆状小体 W－P 小体。W－P 小体是内皮细胞的特征性结构，可贮存 vWF 因子（血管性血友病因子），与止血、凝血相关。

2. 内皮下层（subendothelial layer）

内皮外侧的薄层结缔组织。

3. 内弹性膜（internal elastic membrane）

内皮下层深面，由弹性蛋白构成，呈波浪状。有些动脉的内弹性膜明显，常作为内膜与中膜分界；静脉内弹性膜不明显或缺如。

（二）中膜

中膜（tunica media）的厚度及组成成分依血管种类而变化。大动脉中膜以弹性膜为主，中、小、微动脉的中膜主要由平滑肌组成。

（三）外膜

外膜（tunica adventitia）由结缔组织组成，含有较多胶原纤维、少量弹性纤维和成纤维细胞等。有的动脉中膜和外膜交界处可见薄层外弹性膜（external elastic membrane）。外膜中常有营养血管和神经。

二、动脉

根据管壁的结构特点和管径粗细，动脉和静脉都可分为大、中、小、微 4 级。大动脉接近心脏，管径最粗，如主动脉、肺动脉；除大动脉外，管径在 1mm 以上的动脉为中动脉，如肱动脉、桡动脉和尺动脉等；管径在 0.3～1mm 的动脉属于小动脉；与毛细血管相连，管径在 0.3mm 以下的动脉称微动脉。各级动脉之间逐渐移行，没有明显界限。

（一）大动脉（large artery）

包括主动脉、肺动脉、颈总动脉、锁骨下动脉和髂总动脉等，因中膜富含弹性膜和弹性纤维，故又称弹性动脉（elastic artery）。

管壁结构特点如下：内膜中有较厚的内皮下层，内有纵行平滑肌束，内皮下层之外的内弹性膜与中膜的弹性膜相连，故内膜与中膜界限不清；中膜最厚，由 40～70 层环形排列的弹性膜组成，之间有少量胶原纤维、基质和环行平滑肌；外膜较薄，由疏松结缔组织组成，没有明显的外弹性膜。外膜内的营养血管分支成毛细血管，分布到外膜和中膜。

当心脏收缩时，大动脉管壁扩张，承受心脏泵出的血液，心脏舒张时，管壁回缩，弹性回缩力使得血液进一步被推向血管远侧，使心脏有节律的间断性射血变为连续不断的血流。病理状态下，动脉中膜平滑肌可移入内膜增生并产生结缔组织，使内膜增厚，是动脉硬化发生的病理基础。

（二）中动脉（medium－sized artery）

除大动脉外，凡在解剖学中有名称的动脉多属中动脉。中动脉的中膜平滑肌非常丰富，故又称肌性动脉（muscular artery）。

管壁结构特点如下：内膜的内皮下层较薄，内弹性膜明显，故内膜与中膜分界清楚；中膜较厚，由 10～

40层环形平滑肌纤维组成，其间有少量胶原纤维、弹性纤维和基质；外膜厚度与中膜大致相等，为疏松结缔组织，含有营养血管、神经纤维。多数中动脉的中膜与外膜交界处有明显的外弹性膜。

中动脉平滑肌的紧张程度改变管腔大小，可调节分配到机体各部和各器官的血流量。

（三） 小动脉和微动脉 （small artery， arteriole）

小动脉也属于肌性动脉。较大的小动脉，内膜与中膜的交界处仍有明显内弹性膜，中膜有3～9层环形平滑肌，外膜厚度与中膜相近，一般无外弹性膜。微动脉各层均薄，无内、外弹性膜，中膜由1～2层环形平滑肌组成。小动脉和微动脉的收缩与舒张，可显著调节机体组织血流量，改变外周血流阻力，故又称外周阻力血管。

三、静脉

静脉是将血液运回心脏的一系列管道，由小到大逐级汇合。大静脉（large vein）的管径大于10mm，如上腔静脉、下腔静脉和头臂静脉等；管径小于1mm的静脉属小静脉（small vein），其中与毛细血管相连，管径小于200μm的静脉又称微静脉（venule）；在大、小静脉之间的静脉属中静脉（medium-sized vein）。小静脉和中静脉常与相应动脉伴行，与伴行的动脉相比，静脉有以下特点：①管腔大，管壁薄，弹性小，故切片标本中的管壁常呈塌陷状，管腔不规则；②内弹性膜不发达或不明显，无外弹性膜，故管壁三层结构分界不明显；③中膜不发达，平滑肌纤维少，结缔组织较多；④外膜比中膜厚，结缔组织内可见纵行平滑肌束；⑤管径2mm以上的静脉，常有静脉瓣（如四肢），防止血液逆流；⑥与毛细血管相连的微静脉，其内皮细胞间隙较大，通透性强，有物质交换功能。

四、毛细血管

毛细血管（capillary）分布最广，管径最细，与动、静脉相连，互相通连成网。管壁结构简单，仅由一层内皮细胞、基膜和周细胞组成。管壁薄通透性强，是血液与周围组织进行物质交换的场所。毛细血管的疏密程度与各器官组织代谢率密切相关，如心、肝、肺、肾和黏膜等代谢旺盛，毛细血管网较密；而肌腱、韧带等代谢率较低，则毛细血管稀疏。根据其电镜下的结构特点，可分为连续毛细血管、有孔毛细血管和血窦。

（一） 连续毛细血管 （continuous capillary）

由连续内皮细胞围成，细胞间有紧密连接，基膜完整。连续毛细血管主要以吞饮及胞吐方式完成物质交换。主要分布于结缔组织、肌组织、肺和中枢神经系统等处。

（二） 有孔毛细血管 （fenestrated capillary）

内皮细胞有许多贯穿细胞内外的窗孔，窗孔可有或无隔膜覆盖。有孔毛细血管主要通过内皮细胞窗孔完成物质交换。主要分布于胃肠黏膜、内分泌腺和肾血管球等处。

（三） 血窦 （sinusoid）

又称窦状毛细血管（sinusoid capillary），管腔大、不规则。内皮细胞有窗孔，无隔膜。基膜不完整或缺如，细胞间有较大间隙，利于大分子物质甚至血细胞出入。主要分布于肝、脾、骨髓和某些内分泌腺。

五、微循环

微循环（microcirculation）是指从微动脉到微静脉之间的血液循环，是血液循环的基本功能单位。含微动脉、毛细血管前微动脉、中间微动脉、真毛细血管、直捷通路、动静脉吻合及微静脉。微动脉管壁平滑肌的收缩可调控微循环血流量，是微循环"总闸门"；真毛细血管即通称的毛细血管，其起始部位的毛细血管前括约肌是调节微循环血流量的"分闸门"。

一般情况下，微循环的血流大部分由微动脉经中间微动脉和直捷通路快速进入微静脉，只有小部分血液流经真毛细血管。组织功能活跃时，毛细血管前括约肌开放，血液流经真毛细血管网进行物质交换。

六、心脏

心脏是心血管系统的动力中心，为一中空肌性器官。在心脏传导系统的作用下，心脏有规律地收缩，完成射血功能。心壁自内向外依次由心内膜、心肌膜和心外膜构成。

（一）心内膜（endocardium）

由内皮、内皮下层和心内膜下层组成。内皮与血管的内皮相连续，表面光滑利于血液流动。内皮下层由细密结缔组织构成，含少量平滑肌。心内膜下层由疏松结缔组织构成，内含血管、神经、淋巴管及心传导系统分支浦肯野纤维。心脏房室口和动脉口处的心内膜向心腔内折叠形成心瓣膜，瓣膜表面被覆内皮，内部为致密结缔组织，可阻止血液逆流。

（二）心肌膜（myocardium）

心壁中最厚的一层，主要由心肌纤维构成，可分为内纵、中环、外斜三层。肌纤维之间有较多结缔组织和丰富毛细血管，心室肌和心房肌不相连续，故心房、心室可分别收缩。电镜下可见部分心房肌纤维含有电子密度高的膜包颗粒，内含心钠素，具有排钠、利尿、扩张血管及降压等作用。

（三）心外膜（epicardium）

心包脏层，为浆膜，表面被覆间皮。心外膜中有血管、神经、脂肪组织。

（四）心瓣膜（cardiac value）

在心脏的房室孔和动脉口处，心内膜突向心腔形成的薄片状结构，包括主动脉瓣、肺动脉瓣、二尖瓣和三尖瓣。心瓣膜表面覆以内皮，内部为致密结缔组织，在瓣膜基部含少许平滑肌。心瓣膜的功能是阻止心房和心室收缩时血液逆流。

（五）心脏传导系统

心脏传导系统（conducting system）由心壁内特殊分化的心肌纤维构成，包括窦房结、房室结、房室束及其分支，其功能是发生冲动并传导到心脏各部，使心房肌和心室肌按一定的节律舒缩。窦房结位于右心房上腔静脉入口处的心外膜深部，是心脏起搏点；其余部分位于心内膜下层。组成心脏传导系统的细胞有起搏细胞（pacemaker cell）、移行细胞（transitional cell）及浦肯野纤维（Purkinje fiber）三种。起搏细胞简称P细胞，位于窦房结和房室结，是心肌兴奋的起搏点；移行细胞位于窦房结和房室结周边及房室束，可传导冲动；浦肯野纤维也称束细胞，组成房室束及其分支，较普通心肌纤维短而粗，形状常不规则，染色浅，有1~2个细胞核，胞质中有丰富的线粒体和糖原，肌原纤维较少，细胞间有发达的闰盘。房室束分支末端穿入心室肌层与普通心肌纤维相连，将冲动快速传递到心室各处，使所有心室肌纤维同步舒缩。

七、淋巴管系统

淋巴管系统包括毛细淋巴管（lymphatic capillary）、淋巴管（lymphatic vessel）以及淋巴导管（lymphatic duct）。毛细淋巴管以盲端起始于组织内，逐渐汇集形成淋巴管，最后以淋巴导管回流至大静脉。毛细淋巴管管径大而不规则，管壁薄，仅由一层内皮细胞构成，细胞间隙宽，基膜不连续，通透性大，大分子物质易进入；淋巴管形态结构与小静脉类似，但管径更大，管壁更薄，由内皮、少量平滑肌和结缔组织构成。瓣膜丰富，防止淋巴逆流。淋巴导管结构与大静脉类似，管壁亦更薄。

【病例相关分析】

患者女性，51岁，渐进性劳累后呼吸困难6年，加重伴双下肢浮肿一个月。患者6年前，登楼梯后突感心悸、气短、胸闷，休息后稍缓解。以后自觉体力日渐下降，稍活动即感气短、胸闷，夜间时有憋醒，无心前区痛。气短明显，不能平卧，尿少，颜面及两下肢浮肿，腹胀加重。查体：T 37.1℃，P 72次/分，R 20次/分，Bp 160/96mmHg，半卧位，口唇轻度发绀，巩膜无黄染，颈静脉充盈，气管居中，甲状腺不大；两肺叩诊清音，心界向两侧扩大，心律不齐，心率 92 次/分，心前区可闻/5 级收缩期吹风样杂音；腹软，肝肋下 2.5cm，有压痛，肝颈静脉反流征（＋），脾未及，移动性浊音（－），肠鸣音减弱；双下肢明显凹陷性水肿。

思考

1. 本病例最可能的诊断是什么？有何依据？

2. 为什么出现心界向两侧扩大及双下肢水肿？其组织学结构基础是什么？

解析

1. 最可能的诊断是高血压性心脏病。依据：血压 160/100mmHg。心功能不全表现：心脏向两侧扩大，心律不齐。

2. 高血压性心脏病导致心脏负担增加，泵血阻力增加，左心室心肌细胞代偿性肥厚；随后心功能不全，累及右心，血液回流障碍，出现心界向两侧扩大的现象，静脉淤血，导致双下肢水肿。

（王　晖）

第十一章 皮 肤

<table>
<tr><td>重点</td><td>皮肤基本结构；表皮分层及角化</td></tr>
<tr><td>难点</td><td>非角质形成细胞结构及功能特点</td></tr>
<tr><td>考点</td><td>皮肤基本结构；表皮结构</td></tr>
</table>

速览导引图

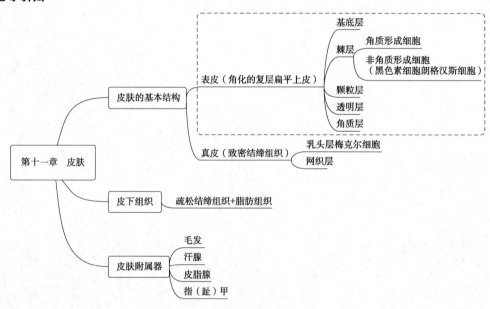

皮肤（skin）是人体面积最大的器官，内有丰富的神经和血管，由表皮和真皮构成，以皮下组织与深部组织相连，其厚度随身体部位和个体年龄而异。皮肤附属结构包括毛、指（趾）甲、皮脂腺和汗腺等。皮肤覆于身体外表面，起重要屏障保护作用，并有调节体温、排出代谢产物、感受外界刺激等多种功能。

一、表皮

表皮（epidermis）位于皮肤浅层，由角化的复层扁平上皮构成。可分厚皮和薄皮，厚皮仅位于手掌和足底，其余部位均为薄皮。表皮细胞分为两类，多数为角质形成细胞（keratinocyte），少数为非角质形成细胞，散在分布于角质形成细胞之间。

（一）表皮的分层和角化

厚表皮结构典型，从基底至表面分为基底层、棘层、颗粒层、透明层和角质层五层；薄皮的表皮，透明层不明显，棘层、颗粒层和角质层较薄。

1. 基底层（stratum basal）

位于表皮最深层，附着于基膜上，由一层矮柱状基底细胞组成。胞质嗜碱性，内有角蛋白丝，又称张力丝（tonofilament）。基底细胞与相邻细胞间以桥粒相连，与基膜以半桥粒相连。基底细胞是表皮的干细胞，分裂增殖形成的新生细胞不断向浅层迁移，分化形成表皮其余各层细胞。基底细胞在皮肤创伤愈合中具有重要再生修复作用。

2. 棘层（stratum spinosum）

位于基底层上方，由 4～10 层多边形、体积较大的棘细胞（spinous cell）组成。胞质弱嗜碱性，表面有许多短小的棘状突起，相邻细胞突起以桥粒相连。棘细胞可继续合成角蛋白丝，并可合成外皮蛋白使细胞膜增厚。胞质内还有板层颗粒，又称膜被颗粒，内容物主要为糖脂与固醇，以胞吐方式将内容物排放到细胞间隙，可阻止外界物质尤其是水透过表皮，并防止组织液外渗。

3. 颗粒层（stratum granulosum）

位于棘层上方，由 3～5 层梭形细胞构成。细胞界限清楚，胞质内含强嗜碱性的透明角质颗粒，细胞核与细胞器趋于退化。电镜下透明角质颗粒无膜包裹，呈致密均质状，角蛋白丝埋入其中，是形成角蛋白的前体物。

4. 透明层（stratum lucidum）

位于颗粒层的上方，由 2～3 层扁平细胞组成，细胞界限不清楚，呈均质状，嗜酸性，折光性强，电镜下细胞核和细胞器已消失，超微结构与角质层相似。

5. 角质层（stratum corneum）

表皮的表层，由几层至几十层扁平角质细胞组成。细胞为完全角化的死亡细胞，细胞膜增厚坚固，胞质均质状、强嗜酸性。电镜下，细胞内充满粗大的角蛋白丝束及均质物质。角质层浅表细胞桥粒消失，细胞连接松散，脱落后成为皮屑。角质层是皮肤重要的保护层，使皮肤能耐受摩擦，阻挡外来物质侵害并防止体液丢失。

从表皮基底层至角质层的结构变化，反映了角质形成细胞增殖、迁移、逐渐分化为角质细胞、然后脱落的动态过程，同时伴随着角质形成细胞逐渐形成角蛋白，参与表皮角化的过程。表皮细胞更新周期为 3～4 周。表皮基底层细胞的分裂增殖与角质层表面细胞的脱落保持动态平衡，使表皮各层得以保持正常的结构和厚度。

（二）非角质形成细胞

1. 黑素细胞（melanocyte）

生成黑色素的细胞。细胞多分散于基底细胞之间，突起伸入到基底层和棘层细胞之间。细胞于 HE 染色标本中不易辨认，电镜下，可见胞质内有椭圆形黑素体（melanosome），由高尔基复合体形成，内含酪氨酸酶，能将酪氨酸转化为黑色素（melanin）。当黑素体内充满黑色素后，改称为黑素颗粒（melanin granule），光镜下呈黄褐色。黑素颗粒在细胞的突起末端脱落，被邻近的角质形成细胞吞入。黑色素能吸收紫外线，对皮肤深层组织有保护作用。黑色素是决定皮肤颜色的重要因素，不同人种黑素细胞的数量基本相同，肤色差异主要取决于黑素细胞合成黑素颗粒的能力。

2. 朗格汉斯细胞（Langerhans cell）

散在分布于棘层细胞间，HE 染色标本中不易辨认，用 ATP 酶组化染色可清楚显示细胞的树突状突起。电镜下，可见胞质内有特征性伯贝克颗粒，呈盘状或扁囊形。朗格汉斯细胞可捕获、处理侵入皮肤的抗原，并将抗原呈递给 T 细胞，是皮肤内的抗原递呈细胞。

3. Merkel 细胞

位于基底层，HE 染色标本中不易辨认。电镜下呈扁椭圆形，细胞顶部有短指状突起伸入角质形成细胞之间，基部胞质内有许多致密颗粒，细胞基底面与感觉神经末梢形成化学性突触，为感受触觉和机械刺激的感觉上皮细胞。

二、真皮

真皮（dermis）是位于表皮深面的致密结缔组织，厚薄不一。分为乳头层和网织层，二者间无明确界限。

（1）乳头层（papillary layer）　位于真皮浅层的薄层致密结缔组织，向表皮基底部呈乳头状凸出，故称真皮乳头。扩大表皮与真皮的连接面积，有利于两者的牢固连接。其内毛细血管丰富，利于表皮从真皮中获得营养。手指掌侧的真皮乳头内含较多触觉小体。

（2）网织层（reticular layer）　位于乳头层深部，为较厚的致密结缔组织，内有粗大的胶原纤维束和丰富的弹性纤维，赋予皮肤较大的韧性和弹性。网织层还分布有较多血管、淋巴管和神经，可见毛囊、皮脂腺和汗腺，深部常见环层小体。

三、皮下组织

皮下组织（hypodermis）由疏松结缔组织和脂肪组织构成，含较大血管、淋巴管和神经，毛囊和汗腺也常延伸至此层。皮下组织将皮肤与深部组织相连，并使皮肤具有一定活动性。皮下组织还具有缓冲、保温、能量贮存等作用。其厚薄因性别、部位、年龄和不同个体而有差异。

四、皮肤附属器

皮肤的附属结构主要包括毛、汗腺、皮脂腺和指（趾）甲等，均由表皮细胞衍生而来。

（一）毛

人体皮肤除手掌、足底等处外，均有毛分布。毛分为毛干、毛根和毛球三部分。毛干露在皮肤表面，毛根埋于皮肤内。毛干和毛根由角化上皮细胞组成，胞内充满角蛋白并含有数量不等的黑素颗粒。毛囊包裹于毛根外面，分两层，内层为上皮根鞘，外层为结缔组织鞘。毛根和毛囊末端合为一体，膨大为毛球。毛球的上皮细胞为幼稚细胞，称毛母质细胞。毛球底部凹陷，有结缔组织突入其中形成毛乳头。毛球是毛和毛囊的生长点，毛乳头对其生长起诱导和营养作用。毛根与皮肤呈钝角侧有一束斜形平滑肌，称立毛肌，受交感神经支配，遇冷或精神紧张时收缩，产生"鸡皮疙瘩"现象。

（二）皮脂腺

泡状腺，位于毛囊与立毛肌之间。由一个或几个腺泡与一个共同的短导管构成。腺泡周边为较小的幼稚细胞，称基细胞，基细胞不断增殖，新生的腺细胞体积增大并向腺泡中心移动，胞质中脂滴逐渐增多。腺泡中央的细胞呈多边形，较大，核固缩，胞质内充满脂滴和溶酶体。最后腺细胞解体连同脂滴一起排出，即为皮脂，这种分泌方式为全浆分泌。

（三）汗腺

汗腺为弯曲的单管状腺，分为外泌汗腺和顶泌汗腺两种。

外泌汗腺为通常所称的小汗腺，遍布全身大部分皮肤，手掌、足底和腋窝处最多。外泌汗腺由分泌部和导管构成，分泌部位于真皮深层和皮下组织，腺上皮由单层锥形或立方细胞构成，在腺细胞与基膜之间有肌上皮细胞，其收缩有助于排出分泌物。导管由两层较小的立方形细胞围成，胞质弱嗜碱性。导管由真皮深层上行，开口于皮肤表面的汗孔。外泌汗腺分泌的汗液含大量水分和钠、钾、氯、乳酸盐及尿素等。汗液分泌是身体散热的主要方式，对体温调节起重要作用。

顶泌汗腺又称大汗腺，主要分布在腋窝、乳晕、会阴等处。分泌方式为顶浆分泌，故称顶泌汗腺。其分泌物为较黏稠的乳状液，含蛋白质、碳水化合物和脂类。分泌物被细菌作用后产生气味，分泌过盛而致气味过浓时，则发生狐臭。

（四）指（趾）甲

由甲体及其周围与下方的组织构成。甲体由多层牢固连接的角质细胞构成，近端埋在皮肤内，称甲根。甲体下方的非角化复层扁平上皮和真皮构成甲床。甲体周围的皮肤为甲襞。甲体与甲襞之间的沟为甲沟。甲根附着处的甲床上皮为甲母质，是甲体的生长区。

【病例相关分析】

患儿，9岁，男性，因双下肢皮疹伴剧烈瘙痒1天就诊。患儿1天前去野外郊游，后于双下肢出现多个红色皮疹，剧烈瘙痒。查体：双下肢多发淡红色纺锤形坚实斑丘疹，个别皮疹顶端见张力性水疱，尼氏征（－），皮损无破溃。

思考

1. 根据其病史和临床表现，诊断考虑为哪种疾病？

2. 该病最常见的发病原因是什么？其组织学结构基础是什么？

解析

1. 最可能的诊断是丘疹性荨麻疹。

2. 该病最常见的发病原因是昆虫叮咬。丘疹性荨麻疹几乎所有患者患病前曾被昆虫叮咬。组织学结构基础为昆虫叮咬后的唾液及分泌物引起一系列的变态反应，释放乙酰胆碱等化学物质与细胞因子，真皮浅层、深层的毛细血管扩张、通透性增加，真皮乳头水肿，周围组织淋巴细胞及嗜碱粒细胞浸润，并累及表皮的棘细胞水肿。

（王　晖）

第十二章 免疫系统

重点	淋巴组织的构成及分类；胸腺、淋巴结与脾的组织学结构及功能
难点	淋巴器官结构与功能之间的关系
考点	胸腺、淋巴结、脾的组织学结构特点

速览导引图

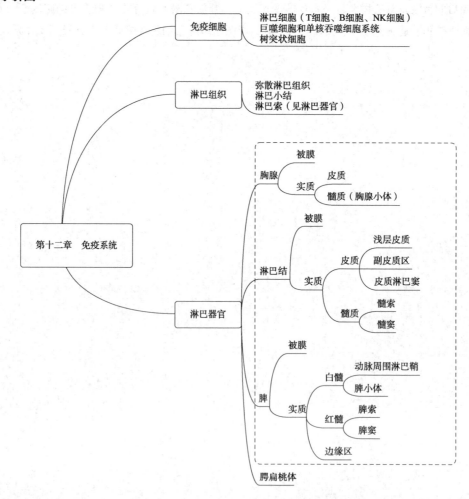

免疫系统（immune system）主要由淋巴器官、淋巴组织和免疫细胞等组成，通过血液循环和淋巴循环相互联系，形成一个整体，实现对机体的防御、监视与自稳，外察诸异，内审诸己。

一、免疫细胞

广义的免疫细胞是指所有参加免疫应答或与免疫应答有关的细胞及其前体细胞，主要包括淋巴细胞、巨噬细胞、树突状细胞、肥大细胞、粒细胞、红细胞、血小板和造血干细胞等。

（一）淋巴细胞

淋巴细胞是执行免疫功能的主要细胞，种类繁多，形态上不易区分。根据淋巴细胞的发生来源、细胞表面标志、形态结构和功能的不同，可分为 T 细胞、B 细胞和 NK 细胞三类。

1. 胸腺依赖性淋巴细胞（T 细胞，thymus – dependent lymphocyte）

T 细胞由骨髓的淋巴干细胞迁至胸腺分化而成，从胸腺产生的淋巴细胞称初始淋巴细胞，迁移入外周淋巴组织或器官后，经抗原刺激增殖分化为大量的效应 T 细胞和少量的记忆 T 细胞。记忆 T 细胞能保持抗原信息，当再次遇到相同抗原时，能迅速分化增殖形成大量效应 T 细胞。效应 T 细胞可直接杀灭靶细胞，参与细胞免疫。

T 细胞分为三个亚群：①辅助 T 细胞，能够识别抗原，分泌多种细胞因子，既能辅助细胞毒 T 细胞产生细胞免疫，又能辅助 B 细胞活化，产生抗体，参与体液免疫。②细胞毒 T 细胞，能直接特异性杀伤肿瘤细胞、病毒感染细胞和异体细胞，同时也能分泌细胞因子，参与免疫调节。③调节 T 细胞，对机体免疫应答发挥负调节作用。

2. 骨髓依赖性淋巴细胞（B 细胞，bone marrow – dependent lymphocyte）

B 细胞由骨髓中的淋巴干细胞分化而来，它进入外周淋巴组织或器官后，受抗原刺激增殖分化为大量效应 B 细胞即浆细胞和少量记忆 B 细胞。浆细胞能合成和分泌与该抗原相对应的抗体，执行体液免疫功能。记忆 B 细胞能长期保留抗原信息，当再次遇到相同的抗原时，能迅速分化增殖为浆细胞。

3. 自然杀伤细胞（NK 细胞，natural killer cell）

NK 细胞由骨髓的淋巴干细胞分化而来，无需抗原刺激，也无需抗体介导，即可直接杀伤肿瘤细胞和病毒感染细胞。

（二）巨噬细胞和单核 – 吞噬细胞系统

巨噬细胞由血液单核细胞穿出血管进入结缔组织后分化形成。单核 – 吞噬细胞系统（mononuclear phagocyte system）是指单核细胞及由单核细胞分化而来并具有吞噬功能的细胞系统，包括单核细胞、巨噬细胞、破骨细胞、小胶质细胞、肝巨噬细胞和肺巨噬细胞等。

（三）树突状细胞

树突状细胞（dendritic cell，DC）形态极不规则，因胞体向四周伸出许多树枝状突起而得名，分布广泛。DC 来源于骨髓造血干细胞，是专职抗原呈递细胞（antigen presenting cell，APC），其主要功能是摄取、加工处理和提呈抗原给淋巴细胞，启动特异性免疫应答。

二、淋巴组织

淋巴组织（lymphoid tissue）以网状组织为支架，网孔中充满大量淋巴细胞及其他免疫细胞，分布广泛。一般将淋巴组织分为弥散淋巴组织和淋巴小结。

（一）弥散淋巴组织

弥散淋巴组织（diffuse lymphoid tissue）无明显的界限，主要由 T 细胞组成。淋巴组织中常有毛细血管后微静脉，其内皮细胞为柱状或立方形，故又称高内皮微静脉，它是淋巴细胞从血液进入淋巴组织的主要通道。

（二）淋巴小结

淋巴小结（lymphoid nodule）又称淋巴滤泡，呈球形或卵圆形，有较明显的界限，主要由 B 细胞组成。

初级淋巴小结受抗原刺激后增大，中央出现染色浅的区域，称生发中心（germinal center），则为次级淋巴小结。生发中心分为深部的暗区和浅部的明区，暗区主要由密集的大淋巴细胞构成；明区较大，由中等大小淋巴细胞、网状细胞、巨噬细胞和滤泡树突状细胞等构成，且细胞排列松散，故染色较浅。生发中心周边有一层密集的小淋巴细胞，聚集成帽状结构，称小结帽。

在抗原刺激下，淋巴小结增大增多，是体液免疫应答的重要标志，当抗原被清除后淋巴小结又逐渐消失；淋巴小结是一个可变化的动态结构。

三、淋巴器官

以淋巴组织为主构成的实质性器官称淋巴器官。根据淋巴器官发生的时间、结构和功能不同，可分为中枢淋巴器官和外周淋巴器官。

中枢淋巴器官包括胸腺和骨髓。该类器官在胚胎时期发生较早，是淋巴造血干细胞增殖、分化为成熟 T 细胞和 B 细胞的场所，前者在胸腺，后者在骨髓。胎儿在出生前数周，这两类细胞即已输送到外周淋巴器官和淋巴组织。

外周淋巴器官包括淋巴结、脾和扁桃体等。该类器官发生较中枢淋巴器官晚，在出生后数月才逐渐发育完善。外周淋巴器官是成熟淋巴细胞定居的部位，是淋巴细胞增殖分化为效应细胞的场所，也是对外来抗原产生免疫应答的主要部位。

（一）胸腺

胸腺（thymus）位于胸骨柄后方的上纵隔内，分为不对称的左右两叶。一般在青春期以后，胸腺逐渐退化，到老年时期，胸腺主要为脂肪组织代替。

1. 胸腺的结构

胸腺为实质性器官，由表面的结缔组织被膜与深部的实质构成。被膜结缔组织伸入实质形成小叶间隔，将其分隔成胸腺小叶。每个小叶可分为外周的皮质和中央的髓质两部分，相邻小叶的髓质相互连续。胸腺实质主要由胸腺上皮细胞和胸腺细胞组成。

（1）皮质（cortex） 以胸腺上皮细胞为支架，网孔内含大量的胸腺细胞和少量的巨噬细胞等，染色较深。胸腺上皮细胞又称上皮性网状细胞，相邻上皮细胞突起之间以桥粒相连成网。位于胸腺实质表面和小叶间隔周围的胸腺上皮细胞称为被膜下上皮细胞，其中一些被膜下上皮细胞体积大，胞质内含胸腺细胞，称为哺育细胞。胸腺细胞即各个发育阶段的 T 细胞，90% 以上的未成熟 T 细胞在皮质凋亡，约 5% 进入髓质继续分化为成熟 T 细胞即初始 T 细胞。

（2）髓质（medulla） 由大量的胸腺上皮细胞和少量的初始 T 细胞、交错突细胞与巨噬细胞等组成，染色较浅。髓质内散在分布着由胸腺上皮细胞呈同心圆状排列而成的胸腺小体（thymic corpuscle），它是胸腺髓质的特征性结构。胸腺小体近中央的上皮细胞逐渐退化，细胞核固缩，胞质含较多的角蛋白，呈嗜酸性，有的已破碎成均质透明状。

（3）血液 – 胸腺屏障（blood – thymus barrier） 指胸腺皮质的毛细血管及其周围的结构，具有屏障作用，包括：①连续毛细血管内皮及内皮间的紧密连接；②内皮外连续的基膜；③血管周隙，内含巨噬细胞；④胸腺上皮细胞基膜；⑤连续的胸腺上皮细胞。该屏障的作用是阻止血液抗原物质和某些药物进入胸腺皮质，维持胸腺内环境稳定，保证胸腺细胞的正常发育。

2. 胸腺的功能

（1）培育 T 细胞 胸腺是 T 细胞分化成熟的场所。

（2）分泌激素 胸腺上皮细胞分泌胸腺趋化素吸引来自骨髓的淋巴造血干细胞，还分泌胸腺素和胸腺生成素促进胸腺细胞分化。

（3）调节免疫 胸腺上皮细胞、交错突细胞和巨噬细胞等能分泌细胞因子参与免疫调节。

（二）淋巴结

1. 淋巴结的结构

淋巴结（lymph node）呈卵圆形或蚕豆形，大小不等，一侧凹陷为门部。门部有较多的疏松结缔组织，并有 1~2 条输出淋巴管、血管和神经穿过。数条输入淋巴管从淋巴结表面被膜穿入。

淋巴结亦为实质性器官，表面为薄层致密结缔组织构成的被膜。被膜结缔组织伸入淋巴结内形成小梁，小梁相互连接，构成淋巴结的支架，血管和神经的分支行于其内。淋巴结的实质分为皮质和髓质两部分。

（1）皮质 位于被膜下方，由浅层皮质、副皮质区和皮质淋巴窦构成。

①浅层皮质（superfacial cortex）位于皮质浅层，主要由淋巴小结及小结之间的弥散淋巴组织组成，含 B 细胞多。

②副皮质区（paracortical zone）位于皮质深层，为弥散淋巴组织，主要由 T 细胞组成。若将新生动物的胸腺切除，则此区不能形成，故又称胸腺依赖区。副皮质区有毛细血管后微静脉，血液流经此处，约 10% 的淋巴细胞穿越内皮进入副皮质区。

③皮质淋巴窦（cortical sinus）包括被膜下淋巴窦和小梁周窦，二者相通连。被膜下淋巴窦位于被膜下方，为一宽敞的扁囊，与输入淋巴管相通。小梁周窦位于小梁周围，其末端常为盲端，小梁周窦可与髓质淋巴窦直接相通。皮质淋巴窦的窦壁主要由扁平连续的内皮细胞构成，窦腔内有星状的内皮细胞支撑，许多巨噬细胞附着于内皮细胞。淋巴在窦内缓慢流动，有利于巨噬细胞清除异物。

（2）髓质 位于淋巴结中央，由髓索和髓质淋巴窦构成。

①髓索（medullary cord）是条索状淋巴组织，主要含 B 细胞、浆细胞和巨噬细胞。髓索中常有一条中央微静脉，是血液内淋巴细胞进入淋巴结的另一条通道。

②髓质淋巴窦（medullary sinus）又称髓窦，位于髓索与髓索之间以及髓索与小梁之间，髓窦结构与皮质淋巴窦相同，但较宽大，腔内含巨噬细胞较多，有更强的滤过功能。

（3）淋巴结内的淋巴通路 淋巴液从输入淋巴管进入被膜下淋巴窦和小梁周窦，部分淋巴液渗入皮质淋巴组织，然后渗入髓窦；部分淋巴液经小梁周窦直接流入髓窦，再由髓窦汇入输出淋巴管。淋巴液流速缓慢，流经一个淋巴结需数小时。

2. 淋巴结的功能

（1）滤过淋巴液 淋巴液流入淋巴结，在流经淋巴窦时，窦内的巨噬细胞可将淋巴液中的抗原物质尤其是细菌及时清除，正常淋巴结对细菌的滤过清除率可达 99.5%，但对病毒和癌细胞的滤过率则较低。

（2）参与免疫应答 淋巴结是人体进行免疫应答的重要场所，抗原进入淋巴结后，经各类免疫细胞介导机体细胞免疫和体液免疫的发生。

（3）淋巴细胞再循环 外周的淋巴细胞经淋巴管进入血液循环，周游全身，再经毛细血管后微静脉或一般的微静脉，又回到外周淋巴器官和淋巴组织内，如此周而复始，反复循环，称为淋巴细胞再循环。淋巴细胞再循环有利于淋巴细胞识别、捕捉抗原和执行免疫监视功能；各类细胞协作共同参与免疫应答，使分散在全身的淋巴细胞成为有机整体。

（三）脾

1. 脾的结构

脾（spleen）是体内最大的外周淋巴器官，表面被覆由致密结缔组织构成的被膜，内含丰富的弹性纤维和平滑肌纤维。脾的一侧凹陷为脾门，有血管、神经和淋巴管进出。被膜和脾门的结缔组织伸入脾内形成小梁，内含小梁静脉和小梁动脉，脾内淋巴组织形成的结构沿血管有规律地分布。

脾实质主要由淋巴组织构成，分为白髓、红髓和边缘区。

（1）白髓（white pulp）　在新鲜的脾切面，可见散在分布的灰白色小点状结构，称白髓；由动脉周围淋巴鞘和淋巴小结构成。

①动脉周围淋巴鞘（periarterial lymphatic sheath）由位于中央动脉周围的弥散淋巴组织构成。

②淋巴小结又称脾小体（splenic nodule），位于动脉周围淋巴鞘的一侧，嵌入动脉周围淋巴鞘内。

（2）红髓（red pulp）　新鲜的脾切面上可见深红色的区域，称红髓，约占脾实质的2/3，与白髓相间分布，由脾索和脾窦构成。

①脾索（splenic cord）由淋巴索构成，并相互连接成网，网孔即为脾窦。中央动脉主干穿出白髓进入脾索后，其分支形似笔毛，称笔毛微动脉，末端多数直接开口于脾索，少数注入脾窦。因此，脾索富含血细胞。

②脾窦（splenic sinus）实为血窦，腔大不规则，内皮细胞间有间隙，基膜不完整。脾索内的血细胞可经内皮细胞间隙进入血窦，脾索内的巨噬细胞伪足经此间隙伸向血窦内。

（3）边缘区（marginal zone）　是位于白髓和红髓之间的狭窄区域，宽约100μm，含有B细胞、T细胞和较多的巨噬细胞。中央动脉的侧支末端在此开口并膨大，形成小血窦，称边缘窦，是血液内抗原及淋巴细胞进入白髓的通道。白髓的淋巴细胞也可经边缘区进入边缘窦，参加再循环。

2. 脾的功能

（1）滤过血液　脾索和边缘区含大量的巨噬细胞，可吞噬和清除血液中细菌等异物以及衰老的红细胞和血小板等。

（2）参与免疫应答　脾是各类免疫细胞居住的场所，进入血液的病原体，如细菌、寄生虫等，可引起脾内发生免疫应答。

（3）造血　胚胎早期脾具有造血功能。成年后，当机体严重缺血或某些病理状态下，脾可恢复造血功能，产生红细胞、粒细胞和血小板。

（4）储血：人脾约可储血40ml，还可贮存血小板总量的1/3，主要储存于脾窦和脾索。当机体需血时，被膜与小梁内的平滑肌收缩，将脾内的血液送入血液循环。

（四）扁桃体

扁桃体包括腭扁桃体、咽扁桃体和舌扁桃体，它们与咽黏膜内多处分散的淋巴组织共同组成咽淋巴环，构成人体的第一道重要防线，以腭扁桃体最重要。

腭扁桃体呈扁卵圆形，黏膜表面为复层扁平上皮，上皮向扁桃体深面凹陷，形成10~30个隐窝，隐窝周围的固有层内有大量的淋巴小结及弥散淋巴组织。扁桃体深面为结缔组织构成的不完整的被膜，与周围组织无明显的界限。腭扁桃体经常与抗原相接触，是诱发免疫应答的重要部位。

【病例相关分析】

患者男性，63岁，因发现左侧腋窝淋巴结肿大3月就诊。常感疲乏无力，无其他特殊症状。B超：左侧耳前腮腺、双侧腹股沟轻度肿大淋巴结，左侧腋窝肿大淋巴结，余未见明显肿大淋巴结；肝、胆、脾、胰大小正常，图像未见明显异常。左腋下淋巴结病检确诊：非霍奇金边缘带B细胞淋巴瘤。

思考

1. 淋巴结肿大的原因是什么？

2. 淋巴液在淋巴结中的流经途径是？流经时淋巴液中的抗原会呈递给哪些淋巴组织？

解析

1. 淋巴结是机体重要的免疫器官。各种损伤和刺激如细菌或病毒感染、变态反应、肿瘤等，常引起淋巴结内的淋巴组织反应性增生，使淋巴结肿大。

2. 流经途径：淋巴液从输入淋巴管进入被膜下淋巴窦和小梁周窦，部分淋巴液渗入皮质淋巴组织，然后渗入髓窦；部分淋巴液经小梁周窦直接流入髓窦，再由髓窦汇入输出淋巴管。流经皮质淋巴窦时抗原成分将呈递给淋巴小结（主要为 B 细胞）、弥散淋巴组织（主要为 T 细胞），流至髓质时将呈递给淋巴索（主要为 B 细胞）。

（刘俊文）

第十三章 内分泌系统

重点	甲状腺、肾上腺、脑垂体的组织学结构
难点	下丘脑与脑垂体的关系
考点	内分泌腺的一般结构特点；甲状腺、肾上腺、脑垂体的组织学结构特点

速览导引图

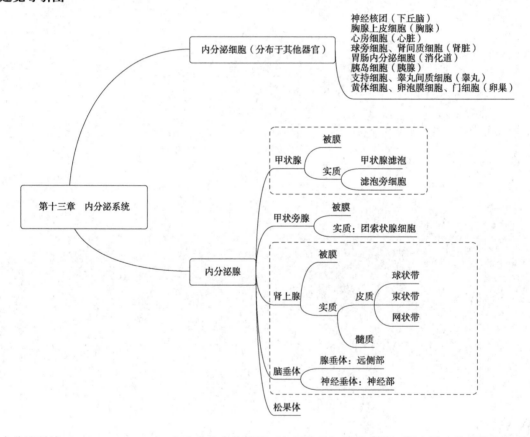

内分泌系统（endocrine system）由独立的内分泌腺（如甲状腺、甲状旁腺、肾上腺、脑垂体和松果体等）和分布于机体其他器官的内分泌细胞（如胰岛、黄体、卵泡膜细胞、睾丸间质细胞、消化管、呼吸道、泌尿生殖道黏膜等）组成。内分泌腺的结构特点是：腺细胞排列成团索状或围成滤泡状，无导管，毛细血管丰富。

内分泌细胞的分泌物称激素，可分为含氮激素和类固醇激素。含氮激素分泌细胞胞质内含有较多粗面内质网和高尔基复合体以及有膜包被的分泌颗粒。机体大多数内分泌细胞为含氮激素分泌细胞。类固醇激素分泌细胞胞质内含有丰富的滑面内质网、嵴管状线粒体与脂滴。

一、甲状腺

甲状腺（thyroid gland）表面包有薄层结缔组织被膜，结缔组织伸入腺实质，将其分成许多界限不清的小叶，每个小叶内含有大小不等的甲状腺滤泡，滤泡之间为疏松结缔组织和丰富的有孔毛细血管。甲状腺实质由大量甲状腺滤泡和滤泡旁细胞构成。

（一）甲状腺滤泡

甲状腺滤泡由单层立方的滤泡上皮细胞围成，中间为滤泡腔，腔内充满透明的胶质（colloid）。胶质是滤泡上皮细胞的分泌物，在切片上呈均质状、嗜酸性，实质为碘化的甲状腺球蛋白。甲状腺是唯一在细胞外贮存分泌物的内分泌腺。

甲状腺滤泡上皮细胞的功能是合成和分泌甲状腺激素。甲状腺激素的形成需经过合成、贮存、碘化、重吸收、分解与释放等步骤。滤泡上皮细胞从血中摄取氨基酸，在粗面内质网合成甲状腺球蛋白前体，经高尔基复合体加工形成分泌颗粒，再以胞吐方式排放到滤泡腔贮存。同时，滤泡上皮细胞从血中摄取碘离子，在过氧化物酶的作用下碘离子活化，进入滤泡腔与甲状腺球蛋白结合成碘化的甲状腺球蛋白。在腺垂体分泌的促甲状腺激素的作用下，滤泡上皮细胞以胞吞方式将滤泡腔内的碘化甲状腺球蛋白再吸收入胞质，成为胶质小泡。胶质小泡与溶酶体融合，甲状腺球蛋白被水解酶分解形成大量四碘甲腺原氨酸（T_4，即甲状腺素）和少量三碘甲腺原氨酸（T_3）。T_3和T_4经细胞基底部释放入毛细血管内。甲状腺激素主要功能是促进机体新陈代谢，提高神经兴奋性，促进生长发育。

（二）滤泡旁细胞

滤泡旁细胞数量较少，成群分布于滤泡之间或单个存在于滤泡上皮细胞之间。细胞体积较大，染色浅，呈卵圆形或多边形或梭形。滤泡旁细胞质内有很多细小的分泌颗粒，主要成分为降钙素。滤泡旁细胞的主要功能是合成和分泌降钙素，能促进成骨细胞的活动，使骨盐沉着于类骨质，并抑制胃肠道和肾小管吸收钙离子，使血钙下降。

二、甲状旁腺

甲状旁腺（parathyroid gland）位于甲状腺左右叶的背面。腺表面包有被膜，实质由团索状腺细胞构成，其间富含有孔毛细血管、少量结缔组织与散在脂肪细胞。腺细胞主要由主细胞和嗜酸性细胞组成。

（一）主细胞

主细胞数量最多，呈圆形或多边形，体积较小，核圆居中，胞质着色浅，内含粗面内质网、高尔基复合体与膜包被分泌颗粒。细胞分泌颗粒内的甲状旁腺激素以胞吐方式释放入毛细血管内。甲状旁腺激素主要功能是作用于骨细胞和破骨细胞，使骨盐溶解，并能促进肠及肾小管吸收钙，从而使血钙升高。甲状旁腺激素和降钙素共同调节以维持机体血钙的稳定。

（二）嗜酸性细胞

青春期前开始出现嗜酸性细胞，并随年龄增长而增多，细胞常单个或成群存在于主细胞之间。嗜酸性细胞比主细胞大，核较小，染色较深，胞质内含密集的嗜酸性颗粒。此细胞功能不明。

三、肾上腺

肾上腺（adrenal gland）表面包以结缔组织被膜，少量结缔组织伸入腺实质内。肾上腺实质由周边的皮质和中央的髓质构成。

（一）皮质

皮质分为三个带，即球状带、束状带和网状带，肾上腺皮质细胞分泌的激素均属类固醇激素，具有相应超微结构特点。

1. 球状带（zone glomerulosa）

位于被膜下方，较薄。细胞排列呈球状，体积较小，呈矮柱状或锥形，核小染色深，胞质内含少量脂滴。细胞团之间为窦状毛细血管和少量结缔组织。球状带细胞分泌盐皮质激素如醛固酮，它能作用于肾远曲小管和集合小管，保钠排钾，维持血容量。

2. 束状带（zona fasciculata）

位于球状带的深面，最厚。细胞较大，呈多边形，排列直行细胞索，索间为窦状毛细血管和少量结缔组织。腺细胞的胞核为圆形，着色浅，胞质内含大量脂滴。束状带细胞分泌糖皮质激素，主要为皮质醇和皮质酮，可促使蛋白质及脂肪分解并转变成糖，有降低免疫应答及抗炎等作用。

3. 网状带（zona reticularis）

位于皮质的最内层。细胞索相互吻合成网，网间为窦状毛细血管和少量结缔组织。网状带细胞较小，胞核小，着色深，胞质内含较多脂褐素和少量脂滴。网状带细胞主要分泌雄激素，也分泌少量雌激素和糖皮质激素。

（二）髓质

髓质主要由排列成团索状的髓质细胞组成，其间为窦状毛细血管和少量结缔组织。髓质细胞呈多边形，如用含铬盐的固定液固定标本，胞质内可呈现黄褐色的嗜铬颗粒，因而髓质细胞又称为嗜铬细胞。髓质内还有少量交感神经节细胞，胞体较大，单个或成群分布于髓质内。

电镜下，髓质细胞最显著的特征是，胞质内含有许多电子密度高的膜被分泌颗粒，颗粒内含肾上腺素或去甲肾上腺素。肾上腺素和去甲肾上腺素为儿茶酚胺类物质，前者使心率加快，心脏和骨骼肌的血管扩张；后者使血压增高，心脏、脑和骨骼肌内的血流加速。

四、垂体

垂体（hypophysis）是人体结构最复杂、功能最重要的内分泌腺，表面包以结缔组织被膜，由腺垂体和神经垂体两部分组成。腺垂体包括远侧部、中间部及结节部；远侧部最大，中间部位于远侧部和神经部之间，结节部围在漏斗部周围。神经垂体分为神经部和漏斗部，漏斗部与下丘脑相连。

（一）腺垂体

1. 远侧部

垂体的主要部分。腺细胞排列成团状、索状，少数围成小滤泡，细胞间具有丰富的窦状毛细血管和少量结缔组织。依据腺细胞嗜色性不同，将其分为嗜酸性细胞、嗜碱性细胞与嫌色细胞，均为含氮激素分泌细胞。

（1）嗜酸性细胞　数量较多，约占远侧部腺细胞总数的40%，呈圆形或椭圆形，胞质嗜酸性强。根据分泌颗粒所含成分的不同，嗜酸性细胞分两种：①生长激素细胞，此细胞合成和释放生长激素。在幼年时期，生长激素分泌不足可致垂体侏儒症，分泌过多则引起巨人症；成人生长激素分泌过多则引发肢端肥大症。②催乳激素细胞，此细胞分泌催乳激素，能促进乳腺发育和乳汁分泌。

（2）嗜碱性细胞　数量较少，约占远侧部腺细胞总数的10%，呈椭圆形或多边形，胞质呈嗜碱性。嗜碱性细胞分三种：①促甲状腺激素细胞，此细胞分泌促甲状腺激素，能促进甲状腺激素的合成和释放。②促性腺激素细胞，此细胞分泌促卵泡生成素和黄体生成素。促卵泡生成素在女性促进卵泡的发育，在男性刺激生精小管的支持细胞合成雄激素结合蛋白，以促进精子的发生；黄体生成素在女性促进排卵和黄体形成，在男性刺激睾丸间质细胞分泌雄激素，故又称间质细胞刺激素。③促肾上腺皮质激素细胞，此细胞分泌促肾上腺皮质激素和促脂素。前者促进肾上腺皮质分泌糖皮质激素，后者作用于脂肪细胞产生脂肪酸。

（3）嫌色细胞　数量最多，约占远侧部腺细胞总数的50%，体积小，排列紧密，胞质少，着色浅，故细胞界限不清楚。一般认为，这些细胞可能是脱颗粒的嗜色细胞或是处于嗜色细胞形成的初期阶段。

2. 中间部

只占垂体的 2% 左右，由嫌色细胞和嗜碱性细胞组成，细胞的功能尚不清楚。

3. 结节部

此部包围着神经垂体的漏斗，含有丰富的纵形毛细血管。腺细胞主要是嫌色细胞，其间有少数嗜酸性和嗜碱性细胞，其中嗜碱性细胞分泌促性腺激素。

4. 腺垂体的血管分布

腺垂体主要由大脑基底动脉环发出的垂体上动脉供应。垂体上动脉从结节部上端进入神经垂体的漏斗，在该处形成窦状毛细血管网，称第一级毛细血管网。毛细血管网下行至结节部下端汇集形成数条垂体门微静脉，继续下行进入远侧部，再度形成窦状毛细血管网，称第二级毛细血管网。垂体门微静脉及其两端的毛细血管网共同构成垂体门脉系统。远侧部的毛细血管最后汇集成小静脉注入垂体周围的静脉窦。

5. 下丘脑与腺垂体的关系

下丘脑的弓状核等神经核的神经元具有内分泌功能，其轴突延伸至垂体漏斗，构成下丘脑垂体束。下丘脑与腺垂体在结构上无直接联系，但下丘脑可通过所产生的激素，经下丘脑垂体束与垂体门脉系统调节腺垂体远侧部细胞的分泌活动，形成一个功能整体。对腺细胞分泌起促进作用的激素，称释放激素，如生长激素释放激素、催乳激素释放激素、促甲状腺激素释放激素、促肾上腺皮质激素释放激素和促性腺激素释放激素等；对腺细胞分泌起抑制作用的激素，称为释放抑制激素，如生长激素释放抑制激素和催乳激素释放抑制激素等。

（二）神经垂体

1. 神经垂体的结构与功能

神经垂体主要由无髓神经纤维和神经胶质细胞组成，并含有较丰富的窦状毛细血管和少量网状纤维。神经胶质细胞称垂体细胞，是神经垂体的主要细胞成分，分布于神经纤维之间。无髓神经纤维主要起源于下丘脑的视上核和室旁核的神经元，这些神经元具有内分泌功能。神经元发出的轴突经漏斗柄进入神经部，末梢止于毛细血管附近，形成下丘脑神经垂体束。神经元合成的分泌颗粒经下丘脑神经垂体束运输至神经部，分泌颗粒常聚集成团，使轴突呈串珠状膨大，光镜下呈现大小不等的嗜酸性团块，称赫令体。视上核神经元主要合成血管升压素，可促进肾远曲小管和集合小管重吸收水，使尿量减少；室旁核神经元主要合成催产素，可引起妊娠子宫平滑肌收缩，并促进乳腺分泌。

2. 神经垂体与下丘脑的关系

神经垂体与下丘脑直接相连，下丘脑神经细胞的轴突构成神经垂体的主要成分，两者在结构上是一个整体。神经垂体自身不合成激素，血管升压素和催产素由下丘脑神经内分泌细胞合成和分泌，而在神经垂体神经部贮存和释放，两者在功能上也是一个整体。

五、松果体

松果体表面包以软膜，软膜结缔组织伴随血管伸入腺实质，将实质分为许多小叶，小叶内主要由松果体细胞、神经胶质细胞和无髓神经纤维等组成。

松果体细胞内含有较多线粒体、游离核糖体、高尔基复合体与小圆形分泌颗粒，颗粒内含有细胞合成的褪黑素，褪黑素参与调节机体的昼夜生物节律、睡眠、情绪、性成熟等生理活动。在成人的松果体内常见脑砂，为松果体细胞分泌物钙化而成的同心圆结构，意义不明。

【病例相关分析】

患者女性，52 岁，怕热、多汗 5 年，易饥、多食、体重下降 2 周。5 年来出现怕热、多汗，2 周前出现饱食后易饥饿，伴活动后双下肢酸软，体重下降4kg。查体：生命体征平稳，皮肤潮湿，无突眼及视野障碍，全身皮肤可见弥漫性色素沉着，甲状腺Ⅱ°肿大，质软，活动度可，无压痛，未闻及血管杂音。余无明显异常。查甲功：三碘甲状腺原氨酸（T_3）、甲状腺素（T_4）、TSH 均明显升高，甲状腺抗体正常。头颅磁共振（MRI）：垂体窝扩大，鞍内见一不均质肿块，椭圆形，约1.6cm×2.0cm，边界清楚。

思考

1. 本病例最可能的诊断是什么？有何依据？

2. 为什么 T_3、T_4、TSH 升高？其组织学结构基础是什么？

解析

1. 最可能的诊断是垂体瘤。依据：典型临床表现、相关激素升高和MRI结果。

2. 垂体瘤可导致腺垂体分泌过高的促甲状腺激素（TSH），在 TSH 的作用下，甲状腺滤泡上皮细胞将大量合成并释放四碘甲腺原氨酸（T_4，即甲状腺素）和少量三碘甲腺原氨酸（T_3）。组织学结构基础包括腺垂体远侧部的嗜碱细胞和甲状腺的滤泡上皮细胞。

（刘俊文）

第十四章 消 化 管

重点　消化管的一般结构；胃与小肠结构特点

难点　消化管各段黏膜层的结构特点

考点　消化管各段结构

速览导引图

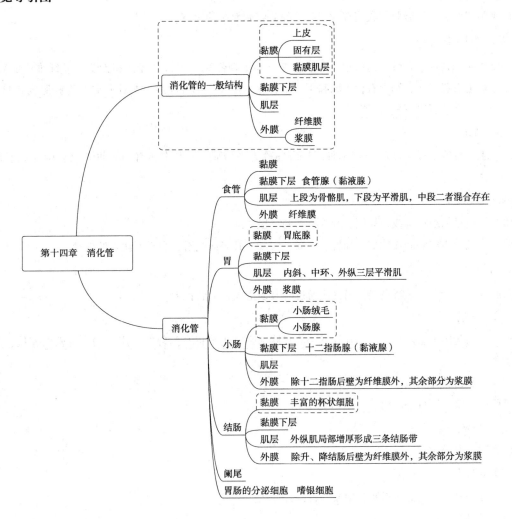

消化系统（digestive system）由消化管和消化腺组成，主要功能是消化食物、吸收营养物质、排泄食物残

渣，还具有重要的免疫功能及内分泌功能等。消化管为一条连续性管道，依次为口腔、咽、食管、胃、小肠、大肠和肛门，这些中空性性器官管壁具有共同的一般结构，又各具有与其功能相适应的特点。

一、消化管的一般结构

消化管管壁（除口腔和咽外）由内至外分为黏膜、黏膜下层、肌层和外膜。

（一）黏膜

上皮、固有层和黏膜肌层组成，是消化管完成消化吸收功能最重要的结构，也是消化管各段结构差异最大的一层。

1. 上皮

口腔、咽、食管、肛门为复层扁平上皮，以保护功能为主；其余各段为单层柱状上皮，以消化吸收功能为主。

2. 固有层

结缔组织构成，含有血管、神经、淋巴管、腺体和淋巴组织。胃肠固有层内富含腺体或淋巴组织。

3. 黏膜肌层

薄层平滑肌组成，黏膜肌的收缩有助于腺体的分泌和血液的运行。

（二）黏膜下层

疏松结缔组织构成。含较大的血管、淋巴管与黏膜下神经丛（多极神经元和无髓神经纤维构成）。在食管和十二指肠的黏膜下层分别含有食管腺和十二指肠腺。黏膜与部分黏膜下层共同突向管腔形成突起，称为皱襞（plica），可增大管腔的表面积。

（三）肌层

口腔、咽、食管上段及肛门为骨骼肌，其余各段为平滑肌。一般分内环、外纵两层，两层间有肌间神经丛。

（四）外膜

纤维膜：由结缔组织构成，如咽、食管、直肠下段。

浆膜：由结缔组织和间皮构成，如胃、小肠、大肠。其表面光滑，利于消化管的蠕动。

二、食管

食管腔面有 7~10 条纵行皱襞，当食物通过时皱襞消失，管腔扩大。

（一）黏膜

上皮：未角化的复层扁平上皮。食管下端的复层扁平上皮与胃贲门部的单层柱状上皮骤然相接，是食管癌的易发部位。

固有层：细密结缔组织。

黏膜肌层：薄层纵行平滑肌。

（二）黏膜下层

含食管腺（黏液腺）。

（三）肌层

上段为骨骼肌，下段为平滑肌，中段二者混合存在。

（四）外膜

纤维膜。

三、胃

（一）黏膜

胃黏膜表面有许多浅沟，将黏膜分成许多胃小区。黏膜表面可见许多不规则形的小孔，称<u>胃小凹</u>（gastric pit）。每个胃小凹底部是 3~5 条胃腺的共同开口。

1. 上皮

单层柱状上皮，上皮细胞内充满黏原颗粒，能分泌黏液，保护胃黏膜，称表面黏液细胞（surface mucous cell）。上皮细胞游离面有短小的微绒毛，细胞间有紧密连接。表面黏液细胞可分泌含高浓度碳酸氢根的<u>不溶性碱性黏液</u>，覆盖在上皮表面，与紧密连接共同构成胃黏膜屏障，<u>防止胃酸和胃蛋白酶对黏膜的自身消化</u>。表面黏液细胞不断脱落，由胃小凹底部的干细胞增殖补充。

2. 固有层

含胃腺。

（1）胃底腺　包括：①<u>主细胞</u>（chief cell），又称胃酶细胞，数量最多，呈柱状，核圆形，位于基部，胞质基部呈强嗜碱性，顶部充满酶原颗粒，具有典型的蛋白质分泌细胞的超微结构特点。分泌胃蛋白酶原。②<u>壁细胞</u>（parietal cell），又称盐酸细胞，体积大，呈圆形或锥体形。核位于中央，可有双核，胞质呈嗜酸性。电镜下，胞质中有分泌小管、微管泡系统和丰富的线粒体。分泌盐酸和内因子。③<u>颈黏液细胞</u>（mucosa neck cell），较少，呈楔形夹在其他细胞之间。核扁平，居细胞基底，核上方充满黏原颗粒，分泌可溶性的酸性黏液。④<u>内分泌细胞</u>（又称嗜银细胞），分泌消化道激素。⑤<u>未分化细胞</u>，分化为胃上皮及胃腺各种细胞。

（2）贲门腺　近贲门处，为黏液性腺。

（3）幽门腺　分布于幽门部，分支多而弯曲的管状黏液性腺，还有很多 G 细胞，产生促胃液素。

3. 黏膜肌层

内环、外纵两层平滑肌。

（二）黏膜下层

含有较粗的血管、淋巴管、神经。

（三）肌层

内斜、中环、外纵三层平滑肌。环行肌增厚形成贲门和幽门括约肌。

（四）外膜

浆膜。

四、小肠

小肠包括十二指肠、空肠和回肠。<u>小肠的黏膜表面有许多环行皱襞和细小的肠绒毛（intestinal villus），以增加小肠的吸收面积。小肠绒毛由上皮和固有层突向肠腔而成。</u>

（一）黏膜

1. 上皮

单层柱状，由吸收细胞、杯状细胞和少量内分泌细胞组成。

2. 固有层

含毛细血管、中央乳糜管（毛细淋巴管）、散在平滑肌、淋巴组织和小肠腺。小肠腺由吸收细胞、杯状细胞、潘氏细胞、内分泌细胞和干细胞组成。

（1）吸收细胞（absorptive cell）　呈高柱状，数量最多，核椭圆形，位于基部。<u>细胞游离面光镜下可见纹状缘，电镜下为大量密集而规则排列的微绒毛。微绒毛表面有一层细胞衣，是消化吸收的重要部位。</u>胞质含丰富的滑面内质网，膜上有合成三酰甘油的酶，与高尔基复合体共同参与形成乳糜微粒，在细胞侧面释出，这是脂肪吸收与转运的方式。相邻细胞顶部有紧密连接，可阻止肠腔内物质由细胞间隙进入组织及细胞间隙内容物进入肠腔，保证选择性吸收的进行。

除消化吸收作用外，吸收细胞也参与分泌性免疫球蛋白 A 的释放。十二指肠和空肠上段的吸收细胞还向肠腔分泌肠致活酶，可以激活胰腺分泌的胰蛋白酶原为具有活性的胰蛋白酶。

（2）杯状细胞（goblet cell）　散在分布于吸收细胞间，其数量从十二指肠至回肠末端逐渐增多。

（3）潘氏细胞（Paneth cell）　常三五成群分布于小肠腺底部，是小肠腺的特征性细胞。细胞呈锥形，核卵圆形，位于基部，最显著的特征是顶部胞质充满粗大的嗜酸性分泌颗粒。潘氏细胞分泌防御素和溶菌酶，可杀灭肠道微生物。

（4）内分泌细胞　数量少，种类多。

（5）干细胞　位于小肠腺近底部。

3. 黏膜肌层

内环、外纵平滑肌。

（二）黏膜下层

在十二指肠的黏膜下层有十二指肠腺，为黏液腺，分泌碱性黏液，保护十二指肠免受胃酸侵蚀。

（三）肌层

内环、外纵两层平滑肌。

（四）外膜

除十二指肠后壁为纤维膜外，其余部分为浆膜。

五、结肠

大肠包括盲肠、结肠和直肠，组织学结构基本相同。主要功能为吸收大量水分及电解质。表面光滑，无绒毛，有半环形皱襞。

（一）黏膜

1. 上皮

单层柱状，由吸收细胞和大量杯状细胞组成。

2. 固有层

含孤立淋巴小结和大肠腺。大肠腺包括柱状细胞、杯状细胞、未分化细胞和内分泌细胞。

3. 黏膜肌层

同小肠。

（二）黏膜下层

由疏松结缔组织构成，含成群的脂肪细胞。

（三）肌层

内环、外纵两层平滑肌，外纵肌局部增厚形成三条结肠带。

（四）外膜

除升、降结肠后壁为纤维膜外，其余为浆膜，含大量脂肪细胞，形成肠脂垂。

六、阑尾

阑尾的结构与结肠相似，它具有以下特点：①肠腺短小。②固有层内含有许多淋巴小结和弥散淋巴组织，并伸入黏膜下层。③黏膜肌层不完整。④肌层薄。

七、胃肠的内分泌细胞

在胃肠的上皮及腺体内夹杂着许多内分泌细胞，细胞大多呈锥体形，细胞的基底部含有大量的分泌颗粒，易被硝酸银染色，故又称嗜银细胞。胃肠内分泌细胞可分为两型：开放型和封闭型。胃肠内分泌细胞分泌的激素统称胃肠激素，主要调节胃肠的运动和腺体的分泌。

【病例相关分析】

患者，王某，女，60 岁。于 3 年前无明显诱因出现胃痛，经常发作，痛如刀割，食则疼痛更甚，经胃镜检查诊断：慢性胃炎、胃溃疡。

思考

1. 本病例胃溃疡出现的组织学结构基础是什么？

2. 胃黏膜自我保护机制包括哪些结构？

解析

1. 结构基础为胃黏膜表面的黏液－碳酸氢盐屏障。正常时，胃酸的分泌量和黏液－碳酸氢盐屏障保持平衡；一旦胃酸分泌过多或黏液产生减少，屏障受到破坏，都会导致胃组织的自我消化，形成胃溃疡。

2. 胃黏膜的自我保护机制：胃液中含腐蚀力极强的高浓度盐酸，胃蛋白酶能分解蛋白质，但胃黏膜却像陶瓷一样能耐腐蚀、不受破坏，这主要由于胃黏膜表面存在黏液－碳酸氢盐屏障。胃上皮表面覆盖的黏液层厚 0.25～0.5mm，主要由不可溶性黏液凝胶构成，并含大量 HCO_3^-。黏液层将上皮与胃蛋白酶隔离，而高浓度 HCO_3^- 使局部 pH 为 7，既抑制了酶的活性，又可中和渗入的 H^+，形成 H_2CO_3，后者被胃上皮细胞的碳酸酐酶迅速分解为 H_2O 和 CO_2。此外，胃上皮细胞的快速更新也使胃黏膜能及时修复损伤。

（海米提）

第十五章 消 化 腺

重点	胰腺、肝脏的结构与功能
难点	肝小叶结构与功能
考点	消化腺结构特点

速览导引图

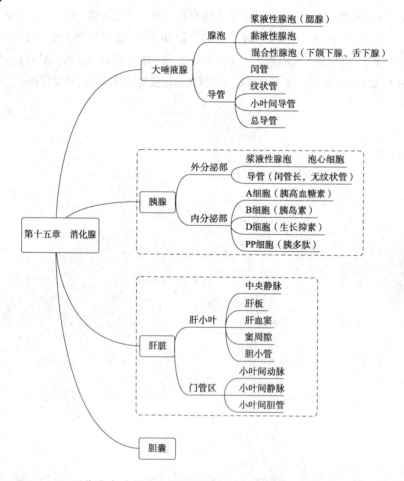

消化腺（digestive gland）可分为大消化腺和小消化腺。大消化腺包括大唾液腺、胰腺和肝脏，分泌物经导管排入消化管，参与食物消化。小消化腺分布于消化管壁内，如口腔内的小唾液腺、胃腺、肠腺等，不单独构成器官。

一、大唾液腺

凡导管开口于口腔的外分泌腺都称为唾液腺。大唾液腺有腮腺、下颌下腺、舌下腺三对。大唾液腺为复管泡状腺，表面被覆薄层结缔组织被膜，被膜结缔组织伸入实质，将实质分为若干小叶，每个小叶均由分支的导管和末端的腺泡组成。

（一）腺泡

（1）浆液性腺泡：腮腺为纯浆液性腺。

（2）黏液性腺泡

（3）混合性腺泡：颌下腺、舌下腺为混合性腺。

（二）导管

（1）闰管　直接与腺泡相连，管径最细，管壁为单层扁平或立方上皮。

（2）纹状管　又称分泌管，与闰管相连，管径较粗，管壁为单层高柱状上皮。其细胞核位于近细胞顶部，胞质嗜酸性。细胞基部胞质有基底纵纹，故名纹状管，电镜下为质膜内褶和纵行排列的线粒体。

（3）小叶间导管和总导管　纹状管汇合形成小叶间导管，走行于小叶间结缔组织内。管径逐渐变粗，管壁由单层柱状上皮移行为假复层柱状上皮。小叶间导管逐级汇合并增粗，最后形成一条或数条总导管开口于口腔。

腮腺闰管长，纹状管较短；下颌下腺闰管短，纹状管发达；舌下腺无闰管，纹状管也较短。

二、胰腺

胰腺表面被覆薄层结缔组织被膜，结缔组织伸入实质将其分隔为许多小叶。实质由外分泌部和内分泌部两部分组成。外分泌部分泌胰液，含有多种消化酶，经导管排入十二指肠。内分泌部即胰岛，是散在分布于外分泌部之间的内分泌细胞团，可分泌激素，调节糖代谢。

（一）外分泌部

外分泌部为纯浆液性复管泡状腺。

1. 腺泡

浆液性腺泡。腺泡腔内可见一些扁平或立方形染色浅的小细胞，称泡心细胞（centroacinar cell），胞质染色浅，核圆或卵圆形。泡心细胞是延伸入腺泡腔内的闰管上皮细胞。

2. 导管

胰腺的闰管较长，无纹状管，闰管逐渐汇合形成小叶内导管。小叶内导管在小叶间结缔组织内汇合成小叶间导管，后者再汇合成一条主导管，贯穿胰腺全长，在胰头部与胆总管汇合，开口于十二指肠乳头。

（二）内分泌部（又称胰岛，pancreatic islet）

胰岛由内分泌细胞团组成，内分泌细胞间有丰富的有孔毛细血管。在 HE 染色切片中胰岛细胞着色浅淡，类型不易区分。经免疫组织化学方法可见人胰岛主要有 A、B、D、PP 四种细胞。A 细胞约占胰岛细胞总数的 20%，细胞体积较大，多分布于胰岛周边，分泌胰高血糖素；B 细胞约占胰岛细胞总数的 70%，主要位于胰岛的中央，分泌胰岛素；D 细胞约占胰岛细胞总数的 5%，散在于 A、B 细胞之间，并与 A、B 细胞紧密相贴，细胞间有缝隙连接，分泌生长抑素；PP 细胞数量很少，主要存在于胰岛的周边部，分泌胰多肽。

三、肝

肝是人体最大的腺体，除了能合成和分泌胆汁，参与脂类物质的消化，还能合成多种蛋白质及多类物质，参与糖、脂类、激素和药物等的代谢，功能十分复杂，是维持生命不可缺少的器官。肝表面覆以致密结缔组织被膜，结缔组织伸入肝实质，将实质分成许多肝小叶。

（一）肝小叶

肝小叶（hepatic lobule）是肝的基本结构单位，呈多面棱柱体形。小叶之间以少量结缔组织分隔，有的动物（如猪）的肝小叶分界明显，而人的肝小叶常分界不清。肝小叶的基本结构是：肝小叶中央有一条沿其长轴走行的中央静脉（central vein），单层肝细胞排列成板状结构，称为肝板（hepatic plate），肝板以中央静脉为中心向四周呈放射状排列，相邻肝板分支吻合成网。在切片中，肝板的断面呈索状，称肝索（hepatic cord）。肝细胞之间为肝血窦。肝细胞相邻面的质膜局部凹陷，形成微细的管道，称胆小管。

1. 肝细胞

肝细胞以中央静脉为中心呈放射状排列。有三种不同的功能面：血窦面、细胞连接面和胆小管面，血窦面和胆小管面有发达的微绒毛，使细胞表面积增大。相邻肝细胞之间有紧密连接、桥粒和缝隙连接等结构。光镜下，肝细胞核大而圆，居中央，着色浅，核膜清楚，核仁 1 至数个，可有双核或多倍体核；肝细胞胞质嗜酸性，其中散在嗜碱性物质。电镜下可见胞质内有丰富的细胞器，如线粒体、高尔基复合体、粗面内质网、滑面内质网、溶酶体、过氧化物酶体等，还有糖原、脂滴等包含物。

2. 肝血窦（hepatic sinusoid）

位于肝板之间。窦壁由有孔内皮围成，腔大而不规则，内皮细胞间有较大间隙，内皮外无基膜。血液从肝小叶的周边经血窦流向中央，汇入中央静脉。窦腔内有肝巨噬细胞（Kupffer 细胞）以及大颗粒淋巴细胞，具有 NK 细胞活性。

3. 窦周隙（perisinusoidal space）

肝血窦与肝细胞之间狭窄的空隙，其内充满血浆，肝细胞血窦面的微绒毛伸入窦周隙浸泡在血浆内。肝小叶内的窦周隙是互相通连的微细间隙，它是肝细胞与血液之间进行物质交换的场所。窦周隙内有散在分布的贮脂细胞，形态不规则，胞质内含有许多脂滴，可贮存维生素 A。

4. 胆小管（bile canaliculi）

相邻肝细胞的细胞膜局部凹陷围成的微细管道。胆小管腔面有肝细胞形成的微绒毛突入腔内，靠近胆小管的相邻肝细胞膜形成紧密连接、桥粒等连接复合体封闭胆小管，以防止胆汁外溢至细胞间或窦周隙。胆小管内胆汁从肝小叶的中央流向周边，胆小管于小叶边缘处汇集成若干短小的管道，称赫令管。赫令管在门管区汇入小叶间胆管，再向肝门方向汇集，形成左、右肝管出肝。

（三）门管区

在相邻肝小叶周围角缘的结缔组织内，有三种伴行的管道，即小叶间动脉、小叶间静脉和小叶间胆管，合称门三联管（portal triad），该区域称门管区（portal area）。

1. 小叶间动脉

肝动脉的分支。

2. 小叶间静脉

门静脉的分支。

3. 小叶间胆管

肝管的分支，管壁由单层立方上皮构成。

（四）肝内血液循环

肝的血供丰富，进入肝的血管有门静脉和肝动脉。门静脉是肝的功能血管，将从胃肠吸收的物质输入肝内，门静脉在肝门处分为左右两支进肝，再反复分支形成小叶间静脉，终末与血窦相连，将门静脉血输入肝小叶内，与肝细胞完成物质交换。肝动脉是肝的营养血管，血中富含氧气，肝动脉分支形成小叶间动脉，最后也汇入血窦。因此，肝血窦内为门静脉和肝动脉的混合血液。肝血窦的血液，从小叶周边流向中央，汇入中央静脉，若干中央静脉汇合成小叶下静脉，进而汇合成2~3支肝静脉，出肝后入下腔静脉。

四、胆囊

胆囊壁由黏膜、肌层和外膜三层组成。黏膜包括上皮和固有层，上皮为单层柱状。肌层较薄，平滑肌纤维排列不规则。外膜较厚，大部分为浆膜。胆囊的功能是贮存和浓缩胆汁。

【病例相关分析】

患者张某，男，52岁，有慢性乙型病毒性肝炎35年，未曾行抗病毒治疗。有饮酒史15年，每日饮酒二两至半斤不等。2年前，患者出现腹胀，依然未引起重视，1月前突然呕血入院，经查确诊为"乙肝后肝硬化（失代偿期）、食管静脉曲张破裂出血"。

思考

1. 本病例肝硬化的病因有哪些？

2. 肝脏正常的组织学结构是什么？

解析

1. 在我国，目前引起肝硬化的病因以病毒性肝炎为主，乙型病毒性肝炎（HBV）为最常见的病因。而本病例除了乙型肝炎以外，有15年饮酒史，且每日饮酒二两至半斤不等。

2. 肝表面覆以致密结缔组织被膜，结缔组织伸入肝实质，将实质分成许多肝小叶。肝小叶是肝的基本结构单位，呈多面棱柱体形。肝小叶的基本结构包括中央静脉、肝板、肝血窦、胆小管。另外在相邻肝小叶周围角缘的结缔组织内，有三种伴行的管道，即小叶间动脉、小叶间静脉和小叶间胆管，合称门三联管（portal triad），该区域称门管区。

（海米提）

第十六章 呼吸系统

重点	气管、肺（肺导气部和肺呼吸部）的组织学结构与功能
难点	肺呼吸部各段的结构特点
考点	鼻腔黏膜的组织学结构与功能；气管、肺的组织学结构与功能

速览导引图

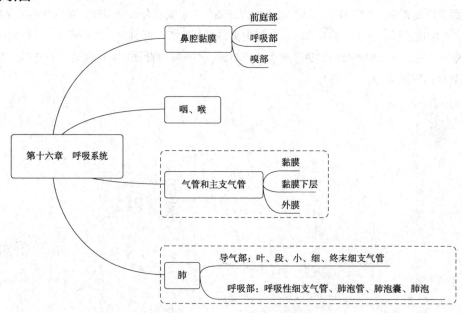

呼吸系统（respiratory system）由鼻、咽、喉、气管、主支气管和肺组成。从鼻腔到肺内的终末细支气管，主要传导气体，为导气部；从肺内的呼吸性细支气管至末端的肺泡，是气体交换的部位，为呼吸部。此外，鼻有嗅觉功能；鼻和喉与发音有关。

一、鼻腔

鼻腔内表面为黏膜，由上皮和固有层构成。鼻黏膜分为前庭部、呼吸部和嗅部。

1. 前庭部

邻近外鼻孔的部分。表面为未角化的复层扁平上皮，近外鼻孔处出现角化，有鼻毛和皮脂腺等。鼻毛可阻挡吸入气体中的尘埃等异物，是过滤吸入空气的第一道屏障。

2. 呼吸部

占鼻黏膜的大部分，包括下鼻甲、中鼻甲、鼻道及鼻中隔中下部的黏膜，因富含血管而呈淡红色。上皮为假复层纤毛柱状上皮，杯状细胞较多，固有层内有混合腺，还有丰富的静脉丛和淋巴组织。腺体分泌物与杯状细胞分泌物共同形成一层黏液覆盖在纤毛上。纤毛向咽部摆动将黏液及黏着的细菌及尘埃颗粒推向咽部而被咳出。丰富的血流通过散热和渗出可湿润和温暖吸入的空气。

3. 嗅部

位于鼻中隔上部、上鼻甲和鼻腔顶部。人嗅黏膜面积约为$2cm^2$，狗的嗅黏膜面积约为$100cm^2$，比人嗅觉发达。嗅黏膜呈棕黄色，其上皮为假复层柱状上皮，由嗅细胞、支持细胞和基细胞组成，称嗅上皮。

（1）嗅细胞　唯一存在于上皮内的感觉神经元，为双极神经元，呈长梭形，树突细长伸至上皮表面，末端膨大成球状的嗅泡，从嗅泡发出10~30根较长的嗅毛。嗅毛为单微管纤毛，不能摆动，而是浸埋于上皮表面的嗅腺分泌物中。轴突从胞体基部发出，穿过基膜进入固有层内，由嗅鞘细胞包裹构成无髓神经纤维，并组成嗅神经。嗅毛为嗅觉感受器，有多种受体，分别接受不同化学物质的刺激，使嗅细胞产生冲动，经嗅神经传入中枢，产生嗅觉。

（2）支持细胞　呈高柱状，顶部宽大，基部较细，游离面有许多微绒毛，胞核呈卵圆形，位于胞质上部，胞质内常见黄色色素颗粒。支持细胞对嗅细胞起支持、保护和分隔等作用。

（3）基细胞　位于嗅上皮深部，呈圆形或锥形，可增殖分化为嗅细胞和支持细胞。

固有层富含血管和浆液性嗅腺，嗅腺分泌的浆液排出至上皮表面，可溶解空气中的化学物质，刺激嗅毛，引起嗅觉。嗅腺不断分泌浆液，可清洗上皮表面，保持嗅细胞感受刺激的敏感性。

二、喉

喉（larynx）是气体通道和发音器官。喉以软骨为支架，软骨之间以韧带和肌肉相连。会厌表面为黏膜，会厌舌面及喉面上部的黏膜上皮为复层扁平上皮，内有味蕾，喉面基部为假复层纤毛柱状上皮。会厌黏膜固有层为疏松结缔组织，内有较多弹性纤维、混合腺和淋巴组织。

喉侧壁黏膜形成两对皱襞，上为室襞，下为声襞，二者之间为喉室。室襞与喉室的黏膜及黏膜下层结构相似。其上皮为假复层纤毛柱状上皮。固有层和黏膜下层为疏松结缔组织，含有许多混合腺和淋巴组织。声襞即声带，分为膜部和基部，其较薄的游离缘为膜部，基部为软骨部。膜部覆有复层扁平上皮，固有层较厚，其浅层疏松，炎症时易发生水肿，深层内大量弹性纤维与表面平行排列，形成致密板状结构即声韧带。固有层下方的骨骼肌为声带肌。声带振动主要发生在膜部。声带的软骨部黏膜结构与室襞相似。

三、气管与主支气管

（一）气管

气管（trachea）的管壁由内向外依次分为黏膜、黏膜下层和外膜三层。

1. 黏膜

由上皮和固有层组成。上皮为假复层纤毛柱状上皮，由纤毛细胞、杯状细胞、刷细胞、小颗粒细胞和基细胞组成。

（1）纤毛细胞　最多，呈柱状，游离面有密集的纤毛。纤毛向咽部快速摆动，将黏液及其黏附的尘埃、细菌等推向咽部咳出，净化吸入的空气。

（2）杯状细胞　较多，呈高酒杯状，顶部膨大充满含黏蛋白的黏原颗粒，基部狭细。分泌的黏蛋白与混合腺的分泌物在上皮表面构成黏液性屏障，可黏附空气中的异物颗粒，溶解吸入的有毒气体。

（3）刷细胞　散在分布，呈柱状，游离面有排列整齐的密集微绒毛，形如刷状。刷细胞的功能尚未定论。

（4）小颗粒细胞　是一种神经内分泌细胞。数量少，单个或成团分布于黏膜上皮深部，锥形，胞质内有许多分泌颗粒，含5-羟色胺等多种物质，可调节呼吸道、血管平滑肌收缩及腺体分泌。

（5）基细胞　位于上皮深部，呈锥形，为干细胞，可增殖分化为上皮中其他各类细胞。

上皮与固有层之间有明显的基膜。固有层结缔组织中有较多的弹性纤维、血管和淋巴管，也常见淋巴组织，具有免疫防御功能。其中的浆细胞与上皮细胞联合分泌 sIgA，释放入管腔，对细菌和病毒有破坏和抑制作用。

2. 黏膜下层

疏松结缔组织，与固有层和外膜无明显界限，内有较多混合腺即气管腺。

3. 外膜

较厚，主要含 16～20 个"C"字形透明软骨环，软骨环之间以弹性纤维构成的膜状韧带连接，它们共同构成管壁的支架。软骨环的缺口处为气管后壁，内有弹性纤维组成的韧带、平滑肌束和气管腺。咳嗽反射时平滑肌收缩，使管腔缩小有助清除痰液。

（二）主支气管

主支气管（principal bronchus）的管壁结构与气管相似，随着管腔变小，管壁变薄，三层分界不明显；环状软骨逐渐变为不规则的软骨片，而平滑肌纤维逐渐增多，呈螺旋形排列。

四、肺

肺（lung）表面被覆浆膜（胸膜脏层），肺组织分为实质和间质。间质包括结缔组织及血管、淋巴管、神经等。实质即肺内支气管的各级分支及其终末的大量肺泡。从主支气管（第 1 级）至肺泡大约有 24 级分支。主支气管经肺门进入肺内，顺序分支为叶支气管（第 2 级）、段支气管（第 3～4 级）、小支气管（第 5～10 级）、细支气管（第 11～13 级）、终末细支气管（第 14～16 级）、呼吸性细支气管（第 17～19 级）、肺泡管（第 20～22 级）、肺泡囊（第 23 级）和肺泡（第 24 级）。因主支气管的反复分支呈树枝状，故称支气管树。其中，从叶支气管到终末细支气管为肺的导气部，呼吸性细支气管及其以下各段为肺的呼吸部。每一细支气管连同它的分支和肺泡组成一个肺小叶。肺小叶是肺的结构单位，呈锥形，尖端朝向肺门，底部朝向肺表面。每叶肺有 50～80 个肺小叶。肺小叶也是肺病理变化的基础，临床上称仅累及若干肺小叶的炎症为小叶性肺炎。

（一）肺导气部

肺导气部包括肺叶支气管、段支气管、小支气管、细支气管和终末细支气管。随着支气管分支，管径渐细，管壁渐薄，管壁结构愈趋简单。

1. 叶支气管至小支气管

管壁结构与主支气管相似，但随管径变小，管壁变薄，三层结构分界更不明显。上皮仍为假复层纤毛柱状上皮，但逐渐变薄；杯状细胞、腺体和软骨片逐渐减少；固有层外平滑肌纤维相对增多，呈现为不成层的环行平滑肌束。

2. 细支气管

直径约 1mm，管壁中假复层纤毛柱状上皮渐变成单层纤毛柱状，杯状细胞、腺体和软骨片逐渐减少或消失，环行平滑肌逐渐增多，黏膜皱襞逐渐明显。

3. 终末细支气管

直径约 0.5mm，内覆单层纤毛柱状上皮，无杯状细胞。管壁中腺体和软骨片消失，有完整的环行平滑肌，黏膜皱襞更明显。上皮由 Clara 细胞和少量纤毛细胞组成。Clara 细胞呈柱状，游离面呈圆顶状凸向管腔，顶部胞质内有发达的滑面内质网和分泌颗粒。滑面内质网中有较多的氧化酶系，可对吸入的毒物或药物进行转化和解毒；分泌颗粒以胞吐方式释放，在上皮表面形成一层保护膜；分泌物中的蛋白水解酶，可降解黏液利于排出；上皮损伤时 Clara 细胞增殖分化为纤毛细胞。

（二）肺呼吸部

肺呼吸部包括呼吸性细支气管、肺泡管、肺泡囊和肺泡，其共同特点是都有肺泡开口，是呼吸系统进行气体交换的部位。

1. 呼吸性细支气管

终末细支气管的分支。管壁上出现少量肺泡，故具有换气功能。管壁上皮为单层立方上皮，有 Clara 细胞和少许纤毛细胞，上皮下有少量环行平滑肌束和弹性纤维。

2. 肺泡管

呼吸性细支气管的分支。管壁上有许多肺泡开口，故其自身管壁结构很少，在切片上呈结节状膨大。管壁表面覆有单层立方或扁平上皮，上皮深部有少量环行平滑肌束和弹性纤维。

3. 肺泡囊

肺泡管的分支。由若干肺泡共同开口而成的囊腔。相邻肺泡开口之间无环行平滑肌束，故无结节状膨大。

4. 肺泡

支气管树的终末部分。为半球形小囊，直径约200μm，开口于肺泡囊、肺泡管及呼吸性细支气管，是肺进行气体交换的部位，构成肺的主要结构。肺泡壁很薄，由单层肺泡上皮组成。相邻肺泡之间的薄层组织称肺泡隔。

（1）肺泡上皮　由Ⅰ型肺泡细胞和Ⅱ型肺泡细胞组成。

Ⅰ型肺泡细胞：数量少，呈扁平状，覆盖肺泡约95%的表面积，细胞含核部分略厚，其余部分菲薄，厚约0.2μm，参与构成气-血屏障，是气体交换的部位。电镜下，Ⅰ型肺泡细胞细胞器少，胞质中有较多的吞饮小泡，小泡内有细胞吞入的微小尘粒和表面活性物质。相邻Ⅰ型肺泡细胞之间或与Ⅱ型肺泡细胞之间有紧密连接。Ⅰ型肺泡细胞无增殖能力，损伤后由Ⅱ型肺泡细胞增殖分化补充。

Ⅱ型肺泡细胞：数量多，但因细胞小，仅覆盖肺泡约5%的表面积。散在于Ⅰ型肺泡细胞之间，细胞呈立方形或圆形，凸向肺泡腔，细胞核圆形，胞质着色浅，呈泡沫状。电镜下，胞质中细胞器丰富，核上方有较多的高电子密度分泌颗粒，颗粒内含同心圆或平行排列的板层状结构，故称板层小体，其主要成分是磷脂（二棕榈酰卵磷脂）、蛋白质和糖胺多糖。细胞以胞吐方式将颗粒内容物释放后，在肺泡上皮表面铺展形成一层薄膜，称表面活性物质。表面活性物质有降低肺泡表面张力，稳定肺泡大小的重要作用。此外Ⅱ型肺泡细胞有增殖分化为Ⅰ型肺泡细胞的潜能。

（2）肺泡隔　相邻肺泡之间的薄层结缔组织构成肺泡隔，其内有密集的连续毛细血管、丰富的弹性纤维和巨噬细胞。弹性纤维是肺泡弹性回缩的重要结构。老龄、吸烟和肺部炎症等可致弹性纤维退化，肺泡回缩减弱，久之发展为肺气肿。

肺巨噬细胞：由单核细胞演化而来，在肺泡隔中最多，有的游走进入肺泡腔。肺巨噬细胞具有活跃的吞噬功能，能清除进入肺泡和肺间质的尘粒、细菌等异物，发挥重要的免疫防御作用。吞噬了较多尘粒的肺巨噬细胞称为尘细胞。在心力衰竭导致肺淤血时，大量红细胞进入肺间质，吞噬了大量红细胞的巨噬细胞称为心力衰竭细胞。

（3）肺泡孔　相邻肺泡之间气体流通的小孔，直径10~15μm，一个肺泡壁上可有一个或数个，可均衡肺泡间气体的含量。当细小的支气管阻塞时，肺泡孔起到侧支通气作用。肺部感染时，肺泡孔也是炎症扩散的渠道。

（4）气-血屏障　又称呼吸膜，是肺泡与血液之间气体进行交换所通过的结构，由肺泡表面液体层、Ⅰ型肺泡细胞与基膜、薄层结缔组织、毛细血管基膜与连续内皮构成。有的部位两层基膜融合，基膜之间没有结缔组织。气-血屏障很薄，厚约0.2~0.5μm，有利于气体迅速交换。

（三）肺的血管

进入肺的血管包括肺动脉和支气管动脉，前者是肺进行气体交换的功能血管，后者是肺的营养血管。

1. 肺循环

肺动脉管径较粗，为弹性动脉。自肺门入肺后其分支与肺内支气管树的各级分支伴行，最终在肺泡隔内形成连续毛细血管网。毛细血管网面积大，管壁与肺泡壁上皮相邻近，利于气体交换。肺静脉起于肺呼吸部各段及肺胸膜处的毛细血管，汇集而成的小静脉行于肺小叶间的结缔组织内，直到汇集成较大的静脉时，才与肺动脉分支伴行，最终在肺门处汇合成 4 条肺静脉。

2. 支气管循环

支气管动脉起自胸主动脉或肋间动脉，管径较细，为肌性动脉。自肺门支气管后侧入肺，其分支在肺导气部各段及呼吸性细支气管管壁内形成有孔毛细血管网，营养管壁组织。管壁内毛细血管网一部分汇入肺静脉，另一部分汇成支气管静脉经肺门出肺。支气管动脉的分支还供应肺门淋巴结、胸膜、肺间质及血管壁等。

【病例相关分析】

患儿女性，2 岁，受凉后出现寒战、发热、咳嗽，咳少许黏痰 2 天。查体：体温 39℃，心率 128 次/分，呼吸 30 次/分。呼吸急促，右肺呼吸音减弱，语音震颤增强，血常规：白细胞 13.4×10^9/L，分类：中性粒细胞 0.83，淋巴细胞 0.17。胸部 X 线片显示右下肺灶状阴影。

思考

1. 本病例最可能的诊断是什么？有何依据？

2. 为什么咳黏痰？其组织学结构基础是什么？

解析

1. 最可能的诊断是小叶性肺炎。依据：患者年龄、典型临床表现、白细胞和中性粒细胞升高和胸部 X 线片结果。

2. 炎症可导致呼吸道管壁中杯状细胞和腺体分泌活动增强而咳黏痰。组织学结构基础包括肺小叶和呼吸道管壁的组织结构。

（张　彬）

第十七章　泌尿系统

重点	肾单位、球旁复合体的组织结构与功能
难点	肾近端小管曲部和远端小管曲部的结构特点
考点	肾的一般结构；肾单位、集合管和球旁复合体的组织学结构与功能；肾的血液循环途径和特点；输尿管和膀胱的一般结构

速览导引图

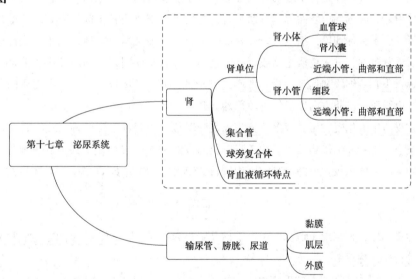

泌尿系统（urinary system）由肾、输尿管、膀胱及尿道组成。肾是人体主要的排泄器官，通过形成尿液的方式排出机体的代谢废物，参与调节机体水、电解质和酸碱平衡。此外，肾还能产生肾素和促红细胞生成素等多种生物活性物质。

一、肾

肾（kidney）表面有由薄层致密结缔组织构成的被膜。肾实质分为皮质和髓质。在肾的冠状切面上，外周为皮质，深部由 10~18 个肾锥体构成髓质。肾锥体尖端钝圆，突入肾小盏称肾乳头，内有乳头管开口。肾锥体的底与皮质相连，并向皮质发出辐射状条纹结构，称髓放线，髓放线间的皮质称皮质迷路。肾锥体之间的皮质称肾柱。因此，皮质包括皮质迷路、髓放线和肾柱。每条髓放线及其周围的皮质迷路组成一个肾小叶。每个肾锥体与其相连的皮质组成一个肾叶。

肾实质由肾单位和集合管组成，其间的少量结缔组织、血管和神经等构成肾间质。每个肾单位包括一个肾小体和一条与其相连的肾小管，是尿液形成的结构和功能单位。肾小管汇入集合管，两者都是单层上皮性管道，与尿液形成有关，合称泌尿小管。肾实质各部在肾的分布有一定规律。肾小体、肾小管曲行部分及弓形集合管位于皮质迷路和肾柱内，肾小管的直行部分与大部分集合管位于髓放线和肾锥体内，见图17－1。

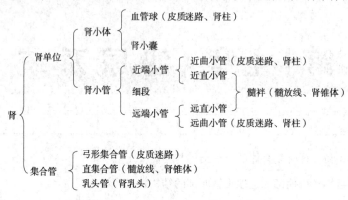

图17－1　肾实质的组成及各段位置

（一）肾单位

肾单位是肾的结构和功能单位，由肾小体和肾小管组成，每个肾约有100万～150万个肾单位。它们和集合管共同行使泌尿功能。肾小体是肾单位的起始部分，位于皮质迷路和肾柱内，与肾小管相连。肾小管的起始段盘曲在肾小体附近，称近端小管曲部或近曲小管，继而进入髓放线和肾锥体内直行，称近端小管直部或近直小管，随后管径变细，称细段，细段在髓质内反折上行，管径又增粗，称远端小管直部或远直小管，远直小管离开髓放线或肾锥体，进入皮质迷路或肾柱，盘曲于原肾小体附近，称远端小管曲部或远曲小管，最后汇入集合管。近直小管、细段和远直小管三者形成 U 形的髓袢，又称肾单位袢。由皮质向髓质方向下行的一段称髓袢降支，由髓质向皮质方向上行的一段称髓袢升支。

根据肾小体在皮质中的位置，可将肾单位分为浅表肾单位和髓旁肾单位两种。浅表肾单位的肾小体位于皮质浅层且体积较小，髓袢和细段均较短，约占肾单位总数的85%，在尿液形成中起重要作用。髓旁肾单位的肾小体位于皮质深部，体积较大，髓袢和细段均较长，约占肾单位总数的15%，对尿液浓缩具有重要的生理意义。

1. 肾小体

呈球形，又称肾小球，直径约200μm，由血管球及肾小囊构成。肾小体有两个极，血管出入端为血管极，对侧端与近曲小管相连，称尿极。

（1）血管球　肾小囊中一团盘曲的毛细血管。入球微动脉从血管极进入肾小体，分成2～5支，每支再分成数条毛细血管袢，构成血管球。血管袢之间有血管系膜支持。毛细血管继而汇合成一条出球微动脉，经血管极离开肾小体。因此血管球是动脉性毛细血管网。由于入球微动脉比出球微动脉粗，使得血管球毛细血管内血压较高。毛细血管为有孔型，孔径50～100nm，多无隔膜，有利于血液滤过。毛细血管内皮游离面富含带负电荷的唾液酸糖蛋白。内皮外有基膜，仅在血管系膜侧缺如。基膜较厚，电镜下分三层，中层厚而致密，内、外侧薄而稀疏。基膜以Ⅳ型胶原蛋白为骨架构成孔径4～8nm的分子筛，骨架上结合有带负电荷的蛋白多糖。基膜在血液滤过中起关键作用。

血管系膜又称球内系膜，位于血管球毛细血管之间，主要由球内系膜细胞和系膜基质组成。球内系膜细胞形态不规则，多突起，突起内有微管、微丝和中间丝。细胞核小，染色深。胞质内含发达的粗面内质网、高尔基复合体、溶酶体和吞噬体等，还有少量分泌颗粒。系膜细胞通过突起的收缩调节毛细血管管径，影响血管球血流量；吞噬和降解沉积在基膜上的免疫复合物，以维持基膜的通透性；合成基膜和系膜基质成分，参与基膜更新和修复；合成、分泌多种生物活性物质如肾素、前列腺素等。系膜基质填充在系膜细胞之间，在血管球内起支持和通透作用。

（2）肾小囊 又称鲍曼囊，是肾小管起始部膨大凹陷而成的杯状双层上皮囊。内层称脏层，外层称壁层，两层之间的窄腔为肾小囊腔，肾小囊腔与肾小管腔相通。肾小囊壁层为单层扁平上皮，脏层上皮由形态特殊的足细胞构成。足细胞胞体大，凸向肾小囊腔，胞内细胞器丰富。胞体伸出若干粗大的初级突起，初级突起又发出许多指状的次级突起（又称足突）。足突相互嵌合成栅栏状，紧贴在毛细血管基膜外面。相邻次级突起间有宽约25nm的裂隙，称裂孔，孔上覆有一层4~6nm厚的裂孔膜。足细胞可吞噬和清除基膜上的沉淀物，以维持基膜的通透性；合成血管球基膜蛋白成分，参与基膜的形成和更新；对血管球毛细血管起支持作用；足细胞突起内微丝、微管收缩，可改变裂孔的宽度、调节血管球的滤过率。

（3）滤过屏障 当血液流经血管球的毛细血管时，管内血压较高，血浆内部分物质经有孔内皮、基膜和足细胞裂孔膜滤入肾小囊腔。这三层结构构成滤过屏障或滤过膜。滤过屏障对血浆成分具有分子大小及电荷的双重选择性通透作用。一般情况下，直径4nm以下、分子量70kD以下的物质可通过滤过膜，其中又以带正电荷的物质易于通过，如多肽、葡萄糖、尿素、电解质和水。血液经过滤过膜滤入肾小囊腔的滤液称原尿，原尿除不含大分子的蛋白质外，其成分与血浆基本相似。若滤过膜受损，大分子蛋白质甚至血细胞均可通过滤过膜漏出，形成蛋白尿或血尿。

2. 肾小管

管壁由单层上皮构成，具有重吸收原尿成分和排泄等作用。肾小管长而弯曲，依次分为近端小管、细段和远端小管三部分。

（1）近端小管 肾小管中最粗最长的一段，管径50~60μm，长约14mm，约为肾小管总长的一半，包括近曲小管和近直小管。

近曲小管：起于肾小体尿极。管径较粗，管壁较厚，腔小不规则。上皮细胞呈大立方或锥体形，界限不清，腔面有刷状缘，基底部可见纵纹。核圆形，靠近基底部，胞质嗜酸性。电镜下，刷状缘为大量密集排列的长微绒毛，极大地增加了细胞的表面积，有利于重吸收。微绒毛表面有多肽酶、碱性磷酸酶和ATP酶，参与细胞的重吸收功能。微绒毛根部间的质膜内陷形成顶小管和顶小泡，是细胞吞饮原尿中小分子蛋白质的方式。细胞侧面有许多侧突，相邻细胞的侧突相互嵌合，故光镜下细胞分界不清。细胞基部有发达的质膜内褶，内褶之间有大量纵向排列的杆状线粒体，形成光镜下的基底纵纹。侧突及质膜内褶使细胞侧面及基底面面积扩大，有利于重吸收物的排出。细胞基部质膜上具有丰富的 Na^+、K^+ - ATP 酶（钠钾泵），可将细胞内钠离子泵出。

近直小管：为曲部的延续。其结构与曲部基本相似，但上皮细胞较矮，微绒毛、侧突和质膜内褶等不如曲部发达。

近端小管上皮细胞间有封闭不完全的紧密连接，对水和离子通透的阻力较低。上述结构特点使近端小管具有良好的吸收功能，是原尿重吸收的主要场所。原尿中几乎全部的葡萄糖、氨基酸、多肽和小分子的蛋白质以及大部分水、离子和维生素等均在此重吸收。此外，近端小管还向腔内分泌代谢产物，如 H^+、氨、肌酐和马尿酸等，还能转运和排出血液中的酚红、青霉素等药物。临床上常利用马尿酸或酚红排泄试验来检测近端小管的功能。

（2）细段 管径细，直径10~15μm，由单层扁平上皮构成。上皮细胞扁薄，胞质染色浅，无刷状缘。细段上皮薄，有利于水和离子通透。

（3）远端小管 包括远直小管和远曲小管。远端小管比近端小管细，管腔相对较大而规则。上皮细胞呈立方形，体积较小，胞质弱嗜酸性，染色较浅，细胞界限较清楚，核圆形，位于细胞中央或靠近管腔，游离面无刷状缘，但基部纵纹明显。

远直小管：电镜下，基底部质膜内褶发达，内褶的质膜上有丰富的 Na^+、K^+ - ATP 酶，可将 Na^+ 泵入管外间质。

远曲小管：超微结构与直部相似，但质膜内褶不如直部发达。远曲小管是离子交换的重要部位，可重吸收水、Na^+，分泌 K^+、H^+ 和 NH_3，以调节机体的水盐和酸碱平衡。远曲小管的功能活动受到醛固酮和血管升压素的调节。

（二）集合管

集合管全长 $20 \sim 38mm$。分为弓形集合管、直集合管和乳头管三段。弓形集合管很短，位于皮质迷路内，一端与远曲小管末端相接，另一端与直集合管相通。直集合管在髓放线和肾锥体内向下直行，至肾乳头处改称乳头管，开口于肾小盏。集合管下行时，有许多弓形集合管相继汇入，管径由细变粗（$40 \sim 200\mu m$），管壁上皮由单层立方逐渐增高为单层柱状，至乳头管处为高柱状上皮。上皮细胞界限清楚，胞质染色浅，核圆居中。集合管能进一步重吸收水、Na^+，排出 K^+、H^+ 和 NH_3，对尿液浓缩和机体水、电解质、酸碱平衡起重要作用。其功能活动也受醛固酮和血管升压素的调节。

肾小体形成的原尿，经过肾小管各段和集合管后，绝大部分水、营养物质和无机盐被重吸收入血，部分离子在此进行交换，同时肾小管上皮细胞分泌排出机体部分的代谢废物、药物等，最终形成终尿，经乳头管排入肾小盏。终尿量仅为原尿的 1% 左右，每天约 $1 \sim 2L$。

（三）球旁复合体

球旁复合体又称肾小球旁器，由球旁细胞、致密斑和球外系膜细胞组成，位于肾小体血管极处三角区内。致密斑为三角区的底，入球微动脉和出球微动脉为三角区的两边，球外系膜细胞位于三角区中心。

1. 球旁细胞

位于入球微动脉管壁上，由入球微动脉中膜的平滑肌细胞分化而成。细胞呈大立方形，核大而圆，胞质丰富，弱嗜碱性。电镜下，细胞内粗面内质网和高尔基复合体丰富，有大量内含肾素的分泌颗粒。肾素是一种蛋白水解酶，可将血浆中血管紧张素原转变成血管紧张素I，后者可进一步转变为血管紧张素II，两者均可使血管平滑肌收缩，血压升高。另外，血管紧张素II还刺激肾上腺皮质分泌醛固酮，促进远曲小管和集合管对水、Na^+ 的重吸收，导致血容量增大，血压升高。肾素－血管紧张素系统是机体维持血压的重要机制之一。

2. 致密斑

由远端小管靠近肾小体血管极一侧的上皮细胞分化而成。呈椭圆形斑块状隆起，细胞排列紧密，呈柱状，胞质色浅，核椭圆形，靠近细胞顶部，基部有细小的分支突起与邻近细胞连接。致密斑是一种离子感受器，能感受远端小管中滤液的 Na^+ 浓度变化，并将信息传递给球旁细胞，调节肾素的分泌。

3. 球外系膜细胞

又称极垫细胞，它的形态结构与球内系膜细胞相似，并与其相延续。球外系膜细胞与球旁细胞、球内系膜细胞之间有缝隙连接，在球旁复合体功能活动中，起信息传递作用。

（四）肾间质

肾间质包括肾内的结缔组织、血管和神经等。肾皮质的结缔组织很少，越接近肾乳头越多。除成纤维细胞和巨噬细胞外，在肾髓质间质中还有一种特殊的细胞，称载脂间质细胞或间质细胞。细胞呈星形或不规则形，有长突起，细胞器丰富，含有许多嗜锇性脂滴。该细胞可合成间质内的纤维和基质；细胞突起收缩能促进周围血管内的血液流动，有利于重吸收；分泌肾髓质血管降压脂、前列腺素等。此外，肾小管周围的成纤维细胞能产生促红细胞生成素，刺激骨髓中红细胞生成。

（五）肾的血液循环

肾动脉自肾门入肾后分为数支叶间动脉，在肾柱内行至皮质与髓质交界处，横向分支为弓形动脉。弓形动脉分出若干小叶间动脉，呈放射状行走于皮质迷路内。小叶间动脉沿途发出许多入球微动脉进入肾小体，形成血管球，继而汇合成出球微动脉。出球微动脉离开肾小体后再次形成球后毛细血管网，分布在肾小管周围。毛细血管依次汇合成小叶间静脉、弓形静脉和叶间静脉，最后由肾静脉经肾门出肾。髓旁肾单位的出球微动脉不仅形成球后毛细血管网，还分支形成直小动脉直行降入髓质，并返折上行为直小静脉。直小动脉与直小静脉共同形成 U 形血管袢，与髓袢伴行。

肾的血液循环与尿的生成和浓缩密切相关，其特点为：①肾动脉短而粗，血流量大，流速快。②90% 的血液供应皮质，进入肾小体被滤过。③出球微动脉管径较入球微动脉细，故血管球内压力较高，有利于滤过。④肾内形成两次毛细血管网，即入球微动脉分支形成血管球，出球微动脉分支形成肾小管周围的球后毛细血管网。由于血液经过血管球时大量水分和无机离子被滤出，因此球后毛细血管网内血液的胶体渗透压高，有利于肾小管重吸收的物质入血。⑤髓质内直小血管袢与髓袢伴行，有利于尿液浓缩。

二、排尿管道

排尿管道包括输尿管、膀胱和尿道。其组织结构基本相似，均由黏膜、肌层和外膜组成，其中黏膜上皮为变移上皮。

（一）输尿管

管腔面有许多纵行皱襞。黏膜的变移上皮较厚，有 4～5 层细胞，扩张时可变为 2～3 层。输尿管上 2/3 段肌层为内纵、外环两层平滑肌，下 1/3 段肌层增厚，为内纵、中环和外纵三层。外膜为疏松结缔组织。

（二）膀胱

膀胱黏膜形成许多皱襞。黏膜上皮为变移上皮，其细胞层次及形态随膀胱的功能状态而发生变化。当膀胱空虚时上皮细胞厚约 8～10 层，表层盖细胞大，呈立方形；膀胱充盈时上皮变薄，仅为 3～4 层细胞，盖细胞变扁。肌层厚，由内纵、中环、外纵三层平滑肌组成，中层环行平滑肌在尿道内口处增厚为括约肌。外膜除膀胱顶部为浆膜外，其余均为纤维膜。

【病例相关分析】

患者女性，57 岁，29 年前"感冒"后出现肉眼血尿伴有腰痛于当地医院诊断为"肾炎"，治疗后上述症状消失，此后多次复查尿蛋白（＋＋），有时潜血阳性。10 多年前开始间断出现双下肢水肿，诊断为"慢性肾小球肾炎"，间断用中药治疗。20 个月前下肢水肿加重，并出现眼睑水肿。2 个月前开始出现乏力，有时恶心，为系统治疗入院。体查：中度贫血貌，血压：190/100mmHg，双肾区叩痛阳性，双下肢轻度可凹陷性水肿。血常规：红细胞 2.56×10^{12}/L，血红蛋白 83g/L；尿常规：蛋白（＋＋＋）、红细胞 2～3 个/HP、白细胞 12～15 个/HP；肾功能：血肌酐 860μmol/L、尿素氮 25.1mmol/L、尿酸 680.6μmol/L。彩超提示双肾非对称缩小，血流减少。

思考

1. 本病例最可能的诊断是什么？有何依据？

2. 为什么尿液中出现蛋白、红细胞和白细胞？其组织学结构基础是什么？

解析

1. 最可能的诊断是慢性肾小球肾炎、慢性肾衰竭（尿毒症期）。依据：典型临床表现、病程进展，血肌酐、尿素氮和尿酸明显升高，尿常规和彩超结果。

2. 血液流经肾小体时，由于血管球内血压高，血浆中的水、离子和小分子物质滤入肾小囊腔形成原尿，但滤过屏障对血浆成分有分子大小和电荷的双重性选择通透作用。一般情况下，直径 4nm 以下、分子量 70kD 以下的物质可通过滤过屏障。病理情况下如肾小球肾炎时滤过屏障受损，大分子蛋白质甚至血细胞均可通过滤过屏障漏出，形成蛋白尿或血尿。组织学结构基础包括滤过屏障的有孔内皮、基膜和裂孔膜。

（张 彬）

第十八章　男性生殖系统

重点	睾丸的组织学结构；生精细胞的结构特点
难点	生精小管的结构及精子发生的过程
考点	睾丸的一般结构；生精小管的结构、精子的发生过程、支持细胞的功能；睾丸间质细胞的分布、结构与功能

速览导引图

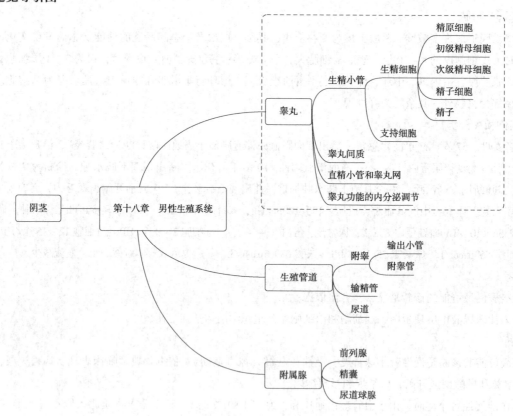

男性生殖系统（male reproductive system）由睾丸（testes）、生殖管道（genital ducts）、附属腺（accessory glands）及外生殖器组成。睾丸产生精子和分泌雄激素。生殖管道是精子运行的管道，并具有营养、储存和促进精子成熟的作用。附属腺由前列腺、精囊腺和尿道球腺组成，它们和生殖管道的分泌物参与精液的组成。

一、睾丸

睾丸位于阴囊内，表面覆以由鞘膜脏层、白膜和血管膜构成的被膜。白膜为致密结缔组织，在睾丸后缘增厚形成睾丸纵隔，伸入睾丸实质，将其分割成约 250 个锥形的睾丸小叶。每个小叶含有 1~4 条弯曲细长的生精小管。生精小管在近睾丸纵隔处转变成短而直的直精小管（tubulus rectus）。直精小管进入睾丸纵隔后相互吻合成睾丸网（rete testis）。生精小管之间为疏松结缔组织，称睾丸间质（interstitial tissue）。

（一）生精小管

生精小管（seminiferous tubule）为睾丸小叶内高度盘曲的上皮性管道，是男性生殖细胞产生的场所。成人的生精小管长 30~70cm，直径 150~250μm，管壁厚 60~80μm，由生精上皮（spermatogenic epithelium）构成。生精上皮包括生精细胞（spermatogenic cell）和支持细胞。上皮基膜明显，其外侧有胶原纤维和梭形的肌样细胞（myoid cell），肌样细胞收缩有助于精子排出。

1. 生精细胞

生精细胞为一系列处在不同发育阶段的男性生殖细胞，包括精原细胞、初级精母细胞、次级精母细胞、精子细胞和精子，它们从基底到腔面依次排列。精原细胞发育形成精子的过程称精子发生，包含精原细胞增殖、精母细胞减数分裂和精子形成 3 个阶段，经历 64±4.5 天完成。

（1）精原细胞（spermatogonium）　紧贴基膜，细胞圆形或椭圆形，直径约 12μm，分 A、B 两型。A 型精原细胞是干细胞，核椭圆形，染色质细小深染，核中央常见淡染区；或染色质细密。A 型精原细胞分裂增殖产生的细胞，一部分作为干细胞保留，另一部分则分化为 B 型精原细胞。B 型精原细胞核呈圆形，核膜上有较粗的染色质颗粒。B 型精原细胞经过数次分裂后，分化为初级精母细胞。

（2）初级精母细胞（primary spermatocyte）　位于精原细胞的近腔侧，圆形，直径约 18μm。核大而圆，染色体核型为 46，XY。初级精母细胞经过 DNA 复制后（4nDNA），进行第一次成熟分裂，形成 2 个次级精母细胞，由于第一次减数的分裂前期历时较长（约 22 天），所以生精小管切片中较易观察到处于不同增殖阶段的初级精母细胞。

（3）次级精母细胞（secondary spermatocyte）　靠近管腔，直径约 12μm，核圆形，染色较深，染色体核型为 23，X 或 23，Y（2nDNA）。次级精母细胞不进行 DNA 复制，立即进入第二次减数分裂，形成两个精子细胞，核型为 23，X 或 23，Y（1nDNA）。次级精母细胞存在时间短，故生精小管切面中不易见到。减数分裂又称成熟分裂，只发生在生殖细胞。经过两次减数分裂，染色体数目减半。

（4）精子细胞（spermatid）　更靠近管腔，圆形，直径约 8μm，核圆，染色质致密。精子细胞经过复杂的形态变化演变为蝌蚪形精子的过程称精子形成（spermiogenesis）。其变化包括：①染色质高度浓缩，核变长，成为精子头部的主要结构；②高尔基复合体先是形成顶体泡，继而融合并凹陷成双层帽状，构成覆盖在核头端的顶体（acrosome）；③中心体迁移到顶体的对侧，其中一个中心粒的微管延长，形成轴丝，成为精子尾部（或称鞭毛）的主要结构；④线粒体在轴丝近端周围聚集形成线粒体鞘；⑤多余的胞质汇集于尾部，形成残余体（residual cytoplasm），最后脱落。

（5）精子（spermatozoon）　形似蝌蚪，长约 60μm，分头、尾两部。头部嵌入支持细胞的顶部胞质中，正面观呈卵圆形，侧面观呈梨形，内有高度浓缩的细胞核。核的前 2/3 被顶体覆盖，是特殊的溶酶体，内含多种水解酶，如顶体蛋白酶、透明质酸酶和酸性磷酸酶等，在受精过程中，具有重要作用。尾部游离于生精小管腔，可分为颈段、中段、主段和末段四部分。颈段短，内含中心粒，由中心粒发出 9+2 排列的微管，构成尾部中心的轴丝；中段的轴丝外有 9 根纵行的外周致密纤维，其外侧包有线粒体鞘，供给鞭毛活动所需的能量；主段最长，外周致密纤维外为纤维鞘；末段短，仅有轴丝。从精原细胞发育成精子的过程称为精子发生（spermatogenesis）。

精子发生过程中存在细胞质桥现象。细胞质桥指连接在发育中的生精细胞之间的胞质细丝。胞质桥可传递信息，有利于细胞的同步发育。

2. 支持细胞

支持细胞（sustentacular cell），又称 Sertoli 细胞。成人的支持细胞不再分裂，数量恒定。每个生精小管的横切面上有 8~11 个支持细胞，它们从上皮基底面直达管腔。光镜下，由于其侧面及顶部嵌有各级生精细胞，故细胞轮廓不清。细胞核呈卵圆形或三角形，染色浅，核仁明显。电镜下，胞质内有丰富的滑面内质网，发达的高尔基复合体、较多的线粒体和溶酶体；另外，还有脂滴、糖原、微管和微丝等结构。相邻支持细胞侧面近基底部的胞膜形成紧密连接，将生精上皮分成基底室（basal compartment）和近腔室（abluminal compartment）两部分。基底室位于生精上皮基膜和支持细胞紧密连接之间，内有精原细胞；近腔室位于紧密连接上方，内有精母细胞、精子细胞和精子。生精小管与血液之间存在着血–生精小管屏障（blood–seminiferous tubule barrier），又称血–睾屏障（blood–testis barrier），由睾丸间质的有孔毛细血管内皮及其基膜、结缔组织、生精上皮基膜和支持细胞的紧密连接组成。该屏障可阻止某些物质进出生精上皮，形成有利于精子发生的微环境，同时还能防止精子抗原物质逸出生精小管，而引发自体免疫反应。

支持细胞的功能包括：①对生精细胞起支持、保护和营养作用。②吞噬和消化精子形成过程中脱落的残余胞质。③分泌雄激素结合蛋白（androgen–binding protein，ABP），可与雄激素结合，以维持生精小管内雄激素的水平，促进精子发生。④分泌抑制素（inhibin），释放入血，可反馈性抑制垂体合成和分泌 FSH。胚胎时期分泌抗中肾旁管激素，使中肾旁管退化。⑤其微丝和微管的收缩可使生精细胞向腔面移动，其分泌的液体也有助于精子的运送。⑥参与血–睾屏障的构成。

（二）睾丸间质

睾丸间质（interstitial tissue）是位于生精小管之间的疏松结缔组织，内含睾丸间质细胞，又称 Leydig 细胞。此种细胞成群分布，体积较大，圆形或多边形，核圆形居中，核仁明显，胞质嗜酸性强，具有分泌类固醇激素细胞的超微结构特点。从青春期开始，睾丸间质细胞在黄体生成素（LH）的刺激下，分泌雄激素。雄激素有促进精子的发生、男性生殖管道和附属腺的发育与分化以及维持男性第二性征和性功能等作用。

幼年期生精小管主要含未分化的精原细胞和支持细胞。青春期以后生精小管出现管腔，生精上皮出现各级生精细胞，并有精子产生。25 岁左右，睾丸生精细胞和间质细胞的发育最旺盛。30 岁以后生精小管开始出现退行性变化。40 岁以后间质细胞开始减少，睾丸的生精活动逐渐减退。

（三）直精小管和睾丸网

直精小管为生精小管邻近睾丸纵隔处变成短而直，管腔较细的管道。上皮为单层立方或矮柱状，上皮内无生精细胞。直精小管进入睾丸纵隔内分支，彼此吻合成网，称睾丸网，由单层立方上皮组成，管腔大而不规则。生精小管产生的精子经直精小管和睾丸网出睾丸进入附睾。

（四）睾丸功能的内分泌调节

在下丘脑弓状核分泌的促性腺激素释放激素作用下，腺垂体远侧部的促性腺激素细胞分泌促卵泡生成素和黄体生成素。在男性，黄体生成素又称间质细胞刺激素，它刺激间质细胞合成和分泌雄激素；促卵泡生成素则促进支持细胞合成雄激素结合蛋白。支持细胞分泌的抑制素和间质细胞分泌的雄激素又可反馈调节下丘脑和腺垂体相应激素的分泌。

二、生殖管道

男性生殖管道包括附睾、输精管及尿道，为精子的成熟、储存和输送提供有利的环境。

（一）附睾

附睾（epididymidis）位于睾丸的后上方，分头、体、尾三部分，头部主要由输出小管（efferent duct）组成，体部和尾部由附睾管（epididymal duct）组成。

1. 输出小管

输出小管（efferent duct）为与睾丸网相接的 8～12 根弯曲小管，构成附睾头的大部，其远端与附睾管相连。组成上皮的高柱状纤毛细胞和低柱状细胞相间排列，故管腔不规则。高柱状细胞有分泌功能，其游离面的纤毛摆动，有助于精子运动。低柱状细胞含大量溶酶体及吞饮小泡，有吸收和消化管腔内物质的作用。

2. 附睾管

附睾管（epididymal duct）是一条长 4～6m 极度盘曲的管道，远端与输精管相连。附睾管腔面整齐，腔内充满精子和分泌物。附睾管上皮为假复层柱状上皮，由主细胞和基细胞组成。主细胞在附睾管开始段为高柱状，慢慢变低成立方形，其表面有静纤毛。相邻主细胞近腔面有紧密连接，它是构成血-附睾屏障的结构基础，能保护成熟中的精子不受外界干扰，并将精子与免疫系统隔开。主细胞具有分泌和吸收功能。基细胞数量较少，呈圆形，位于主细胞基部之间，细胞器很少。附睾管的上皮基膜外有薄层平滑肌环绕。

精子在附睾内停留 8～17 天后，获得主动运动的能力，达到功能性成熟。附睾的功能异常，会影响精子的成熟，导致不育。

（二）输精管

输精管（ductus deferens）为壁厚腔小的肌性管道。管壁由黏膜、肌层和外膜组成。黏膜上皮为假复层柱状上皮，固有层结缔组织中有大量弹性纤维；肌层厚，平滑肌排列成内纵、中环、外纵三层。在射精时，肌层强力收缩，将精子快速排出；外膜为疏松结缔组织。

三、附属腺

附属腺包括前列腺、精囊和尿道球腺，其与生殖管道的分泌物共同组成精浆。精浆和精子构成精液。人每次排精液 3～5ml，每毫升含精子 1 亿～2 亿个，若每毫升精子数低于 400 万个，可造成不育症。

（一）前列腺

前列腺呈栗形，环绕尿道的起始部。富含弹性纤维和平滑肌的结缔组织构成腺的被膜和支架。腺实质由 30～50 个复管泡状腺组成，有 15～30 条导管分别开口于尿道精阜的两侧。腺的实质分为 3 个带：尿道周带或黏膜腺，最小，位于尿道的黏膜内；内带或黏膜下腺，位于黏膜下层；外带或主腺，包在尿道的外围，占前列腺的大部分。腺泡上皮由单层立方、单层柱状或假复层柱状上皮相间排列而成，故腺腔形态不规则。腺腔内的圆形嗜酸性板层状小体，称前列腺凝固体（prostatic concretion），它随年龄的增长而增多，甚至钙化形成前列腺结石。前列腺受雄激素的调节。正常前列腺的分泌物为乳白色的稀薄液体，富含酸性磷酸酶和纤维蛋白溶酶、柠檬酸和锌等物质。老年人常由于黏膜腺和黏膜下腺增生，导致前列腺肥大，压迫尿道，造成排尿困难。前列腺癌的好发部位为外带。

（二）精囊

精囊（seminal vesicle）是一对盘曲的囊状器官。黏膜向腔内突出而成的高大皱襞彼此吻合，使囊腔变成许多彼此通连的小腔，增加了黏膜的分泌表面积。黏膜上皮为假复层柱状上皮，上皮胞质内含分泌颗粒。黏膜外有薄层平滑肌和结缔组织外膜。精囊分泌弱碱性的淡黄色液体，内含果糖和前列腺素等，对精子的活动和营养均有重要作用。

（三）尿道球腺

尿道球腺（bulbourethral gland）是一豌豆大小的复管泡状腺。上皮为单层立方或单层柱状，上皮细胞内富含黏原颗粒。腺的间质内有骨骼肌和平滑肌纤维。腺体分泌的黏液于射精前排出，有润滑尿道的作用。

四、阴茎

阴茎（penis）主要由两个阴茎海绵体和一个尿道海绵体构成，尿道行于尿道海绵体内。阴茎外表被覆以活动度较大的皮肤。海绵体主要由血窦和富含平滑肌纤维的结缔组织小梁构成，外面包以致密结缔组织构成的坚韧白膜。阴茎深动脉的分支螺旋动脉穿行于小梁中，并与血窦相通。静脉多位于海绵体周边部白膜下方。一般情况下，流入血窦的血液很少，血窦呈裂隙状，海绵体柔软。当大量血液流入血窦，血窦充血而胀大，白膜下的静脉受压，血液回流一时受阻，海绵体变硬，阴茎勃起。

【病例相关分析】

患者李某，男，58岁，因排尿困难、尿流变细、尿频和夜尿增多来院就诊。查体：前列腺Ⅱ度肿大，质硬，有压痛。超声检查：前列腺大小5.6cm×5.5cm，回声欠均匀，形态饱满，包膜完整，向膀胱内突出明显，输尿管及膀胱未见异常。患者诊断为前列腺增生。建议患者住院观察并准备手术治疗。

思考

1. 前列腺增生会出现那些临床症状，为什么会出现这些症状？前列腺增生的病因有哪些？

2. 前列腺的组织结构特点？

解析

1. 前列腺增生的临床症状：尿频、夜尿增多，尿急、尿失禁，排尿踌躇、排尿困难以及间断排尿，排尿不尽，尿后滴沥。出现这些临床症状的原因：前列腺增生肥大是最常见的前列腺疾病。前列腺增生肥大常见于前列腺的尿道周带（黏膜下腺）和内带（黏膜腺），增生肥大的结果是压迫尿道，造成排尿困难，出现上述临床症状。其病因可能是由于上皮和间质细胞增殖和细胞凋亡的平衡遭到破坏；其他相关因素也包括雄激素及其与雌激素的相互作用、前列腺间质与腺上皮细胞的相互作用、生长因子、炎症细胞、神经递质及遗传因素等；近年来也注意到吸烟、肥胖及酗酒、家族史、人种及地理环境也有影响。在青春期末期，前列腺达到约20g，并且一直维持在这一大小。在40岁以前，男性很少发生病理组织学上的前列腺增生，从45岁开始，前列腺开始增生，至70岁时，绝大部分男性均有良性的前列腺肥大。

2. 前列腺的组织特点：前列腺表面有一层被膜。其内有较多的弹性纤维和平滑肌，这些成分可伸入腺内，组成前列腺的支架，前列腺的实质由30~50个复管泡状腺组成，共有15~30条导管开口于尿道精阜的两侧，按腺体的分布，可分成黏膜腺、黏膜下腺和主腺；腺泡上皮由单层立方、单层柱状或假复层柱状上皮相间排列而成，故腺腔形态不规则。腺腔内可见圆形的嗜酸性板层状小体，称前列腺凝固体，它随年龄的增长而增多，甚至钙化形成前列腺结石。

（范立青）

第十九章 女性生殖系统

重点	卵巢的结构；卵泡的生长发育与功能；排卵；黄体的形成、结构和功能；子宫壁的组织结构；卵巢周期性变化与子宫内膜的关系
难点	卵巢周期性变化与子宫内膜的关系
考点	卵巢、子宫

速览导引图

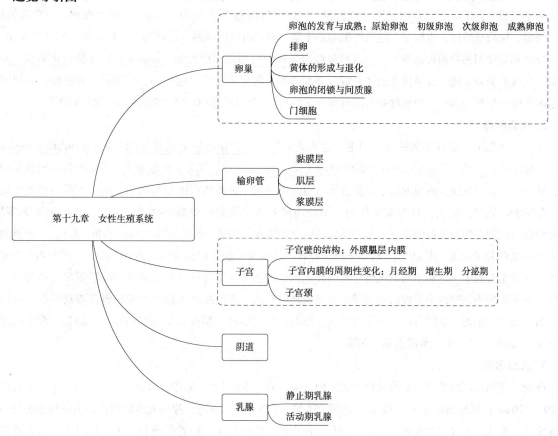

女性生殖系统包括卵巢、输卵管、子宫、阴道和外生殖器。卵巢产生卵细胞，并分泌性激素；输卵管运送生殖细胞，是受精的部位；子宫是产生月经和孕育胎儿的场所。乳腺分泌乳汁，其结构与功能与女性激素密切相关，故列入本系统。

一、卵巢

卵巢（ovary）呈扁椭圆形，表面被覆单层扁平或立方形的表面上皮（superficial epithelium），上皮下方为薄层致密结缔组织构成的白膜（tunica albuginea）。卵巢实质由外周的皮质和中央的髓质组成。皮质含不同发育阶段的卵泡、黄体、白体和闭锁卵泡等结构，其间为富含网状纤维和梭形基质细胞（stroma cell）及散在的平滑肌纤维的结缔组织；髓质为疏松结缔组织，有较多的血管、淋巴管和神经。近卵巢门处的结缔组织中有少量门细胞（hilus cell），可分泌雄激素。

卵泡的发育与成熟：卵泡的数目随年龄增长而变化。孕 5 个月胎儿双侧卵巢有原始卵泡约 700 万个，新生儿期为 70 万～200 万个，幼年时为 30 万～40 万个，青春期约为 4 万个原始卵泡，至 40～50 岁时仅剩几百个。育龄期，在垂体分泌的促卵泡生成素（FSH）和黄体生成素（LH）作用下，每隔 28 天左右有一个卵泡发育成熟并排卵，女性一生约排卵 400～500 个，其余卵泡则在发育的不同阶段退化为闭锁卵泡。绝经期后的卵巢不再排卵。

卵泡是由一个卵母细胞（oocyte）和包绕在其周围的多个卵泡细胞（follicular cell）组成的泡状结构，分为原始卵泡、初级卵泡、次级卵泡和成熟卵泡。初级卵泡和次级卵泡统称为生长卵泡。

1. 原始卵泡

原始卵泡（primordial follicle）是处于静止状态的卵泡，由中央一个大的初级卵母细胞和外周一层扁平的卵泡细胞组成。位于卵巢皮质的浅层，数量多。初级卵母细胞直径为 30～40μm；核大而圆，染色质稀疏，核仁明显，胞质嗜酸性。电镜下，胞质内细胞器丰富，核周滑面内质网成层排列，称环层板，与外核膜相连，可能与核和胞质间的物质传递有关。初级卵母细胞是胚胎时期的卵原细胞（oogonium）分裂分化形成，停留于第一次减数分裂前期，直至排卵前才完成分裂。卵泡细胞呈扁平形，胞体小，核细长，着色深，与周围结缔组织之间有较薄的基膜。卵泡细胞与卵母细胞之间有缝隙连接，具有支持和营养卵母细胞的作用。

2. 初级卵泡

初级卵泡是生长发育早期的生长卵泡。进入青春期后，在促卵泡生成素（follicle-stimulating hormone, FSH）的作用下，原始卵泡生长发育为初级卵泡（primary follicle），其结构发生变化：①初级卵母细胞体积增大，核变大，核仁深染。胞质内高尔基复合体、粗面内质网、游离核糖体等均增多；浅层胞质内出现皮质颗粒，是一种溶酶体，在受精时起重要作用。②卵泡细胞由单层扁平变成柱状或立方形，逐渐增殖为多层。③初级卵母细胞与卵泡细胞间出现一层均质状嗜酸性的膜状结构膜，称透明带（zona pellucida）。人卵透明带由 4 种糖蛋白分子构成，即 ZP1、ZP2、ZP3 和 ZP4，由卵母细胞和卵泡细胞共同分泌形成，其中 ZP3 为精子受体，在受精过程中，对精子与卵细胞之间的相互识别和特异性结合具有重要意义。电镜下可见初级卵母细胞的微绒毛和卵泡细胞的突起伸入透明带，并形成缝隙连接，借助缝隙连接卵泡细胞将营养物质和有关信息分子输送给卵母细胞。④随着初级卵泡的增大，卵泡周围的结缔组织梭形基质细胞增殖、分化、形成卵泡膜（theca folliculi），与卵泡细胞间以基膜相隔。

3. 次级卵泡

卵泡细胞间出现液腔的生长卵泡称次级卵泡（secondary follicle），又称窦卵泡。主要变化如下：①直径可达 10～20mm，卵泡细胞有 6～12 层，出现卵泡腔（follicular cavity），腔内充满卵泡液，由卵泡细胞分泌以及血浆渗入而成，内含促性腺激素、雌激素和多种生物活性物质等。随着卵泡腔扩大，初级卵母细胞及其周围的卵泡细胞突入卵泡腔形成的圆形隆起称为卵丘（cumulus oophorus）。②初级卵母细胞直径达 125～150μm，其周围包裹较厚的透明带。紧靠透明带的一层高柱状卵泡细胞呈放射状排列，称放射冠（corona radiata）。卵泡腔周围的卵泡细胞排列密集称颗粒层（stratum granulosum）。③卵泡膜分化成内、外两层：内膜层（theca interna）含有较多的毛细血管和多边形的膜细胞（theca cell）。膜细胞具有分泌类固醇激素细胞的结构特点。外膜层（theca externa）的纤维多，血管少，还有少量平滑肌纤维。

4. 成熟卵泡

发育到最后阶段的卵泡。卵泡腔很大，颗粒层变薄，直径可达 2 cm 以上，并突向卵巢表面。卵丘根部的卵泡细胞间出现裂隙；近排卵时，卵丘与卵泡壁分离，漂浮在卵泡液中。在排卵前 36 ~ 48 小时，初级卵母细胞完成第一次减数分裂，形成一个较大的次级卵母细胞和小的第一极体，后者位于次级卵母细胞和透明带之间的卵周间隙（perivitelline space）。次级卵母细胞随即进入第二次成熟分裂，并停滞于分裂中期。从一个原始卵泡发育为成熟卵泡大约历经 85 天。

次级卵泡与成熟卵泡具有内分泌功能，主要分泌雌激素。雌激素是膜细胞和颗粒细胞在脑垂体分泌的促卵泡生成素（FSH）和黄体生成素（LH）的作用下协同合成的。膜细胞合成的雄激素透过基膜进入颗粒细胞，在芳香化酶系的作用下雄激素转变为雌激素。这是雌激素合成的主要方式，称为"两细胞学说"。合成的雌激素小部分进入卵泡腔，大部分释放入血，调节子宫内膜等靶器官的生理活动。

（二）排卵

成熟卵泡壁破裂，次级卵母细胞及其周围的透明带、放射冠从卵巢排出的过程称排卵（ovulation）。排卵前，成熟卵泡的卵泡液剧增，体积增大，突出卵巢表面，突出局部卵泡壁、白膜和表面上皮变薄。局部缺血形成透明的卵泡小斑（follicular stigma），小斑处的组织继而被胶原酶、透明质酸酶等消化，再加上卵泡膜外层的平滑肌收缩等因素，导致卵泡破裂，次级卵母细胞连同外周的透明带、放射冠与卵泡液一起从卵巢排出。排卵后的卵巢表面裂口 2 ~ 4 天后即可修复。

育龄期妇女，每隔 28 天左右排一次卵。一般一次只排 1 个卵，偶见排 2 个或 2 个以上者。两侧卵巢交替排卵。正常排卵发生在月经周期的第 14 天左右。若排出的卵于 24 小时内未受精，次级卵母细胞便退化并被吸收；如受精，则继续完成第二次成熟分裂，产生一个成熟的卵细胞和一个第二极体。经两次成熟分裂后的卵细胞，其染色体数目由原来的 23 对减半为 23 条（染色体核型为 23，X）。

（三）黄体的形成与退化

排卵后的卵泡壁连同卵泡膜细胞向卵泡腔塌陷，在 LH 的作用下发育成体积较大、富有血管的内分泌细胞团，新鲜时呈黄色，故称黄体。颗粒细胞分化为颗粒黄体细胞，细胞体积大，多边形，染色较浅，位于黄体的中央，分泌孕激素。膜细胞分化为膜黄体细胞，细胞小，染色较深，数量少，位于黄体的周边，膜黄体细胞与颗粒黄体细胞协同作用分泌雌激素。

黄体的发育取决于排出的卵是否受精。如卵未受精，黄体仅维持 12 ~ 14 天，称月经黄体（corpus luteum of menstruation），如卵受精，在胎盘分泌的人绒毛膜促性腺激素的作用下，黄体继续发育，直径可达 4 ~ 5cm，称妊娠黄体（corpus luteum of pregnancy），妊娠黄体分泌孕激素、雌激素和分泌松弛素，后者可抑制妊娠子宫平滑肌收缩。妊娠黄体维持 4 ~ 6 个月。两种黄体最终都退化，逐渐被增生的结缔组织取代，变成白色瘢痕，即白体。

（四）卵泡的闭锁与间质腺

退化的卵泡称闭锁卵泡（atretic follicle），可发生在卵泡发育的任何阶段，自胎儿期已开始，出生后一直持续于整个生育期。原始卵泡和初级卵泡退化时，卵母细胞核固缩，细胞形态变的不规则，最后自溶消失；卵泡细胞变小而逐渐凋亡，被巨噬细胞和中性粒细胞吞噬。次级卵泡和成熟卵泡闭锁时，卵母细胞退化，透明带皱缩成为不规则的嗜酸性环状物，颗粒层细胞被中性粒细胞和巨噬细胞吞噬。卵泡塌陷，膜细胞增大，胞质中充满脂滴，形似黄体细胞，并被结缔组织和血管分隔成分散的细胞索团，称间质腺（interstitial gland）。间质腺能分泌雌激素。间质腺最后也退化，被结缔组织代替。

（五）门细胞

门细胞是卵巢门近系膜处的上皮样细胞，其结构与睾丸间质细胞类似，可分泌雄激素。在妊娠和绝经期时，门细胞较明显。

二、输卵管

输卵管的管壁由黏膜、肌层和浆膜三层构成。

（一）黏膜

黏膜由单层柱状上皮和固有层构成，向管腔内突出形成许多纵行和分叉的皱襞结构。壶腹部皱襞最多，是精卵结合的部位。黏膜上皮由纤毛细胞和分泌细胞组成。纤毛细胞在漏斗部和壶腹部最多，至峡部和子宫部逐渐减少。纤毛向子宫方向摆动，可将受精后的早期胚胎推向子宫。分泌细胞位于纤毛细胞之间，无纤毛，有微绒毛，其分泌物含氨基酸、葡萄糖、果糖及少量乳酸等成分，对卵细胞有营养作用，还有助于卵子的输送，并可防止病菌从子宫经输卵管侵入腹腔。输卵管黏膜上皮在卵巢激素的作用下，随月经周期而出现周期性变化。子宫内膜增生期，分泌细胞胞质内充满分泌颗粒，上皮细胞变高；分泌期，分泌细胞释放分泌物，上皮细胞变低。固有层为含血管和少量平滑肌的薄层结缔组织。

（二）肌层

内环、外纵两层平滑肌，峡部最厚，漏斗部最薄。

（三）浆膜

间皮和富含血管的疏松结缔组织构成。

三、子宫

子宫为肌性器官，腔小壁厚，是胚胎发育的场所。子宫壁的结构由外向内可分外膜、肌层和内膜三层。

（一）子宫壁的结构

1. 外膜（perimetrium）

子宫体部和底部为浆膜，颈部为纤维膜。

2. 肌层（myometrium）

很厚，为平滑肌。自外向内分浆膜下层、中间层和黏膜下层三层。浆膜下层和黏膜下层主要由纵行的平滑肌束组成。中间层较厚，由内环和外斜的平滑肌组成。雌激素能使平滑肌细胞数量增加。孕激素能使平滑肌细胞体积增大，并抑制平滑肌的收缩。分娩后子宫平滑肌纤维大小逐渐恢复原状，部分平滑肌纤维凋亡。肌层的收缩，有助于精子向输卵管运行、经血排出以及胎儿娩出。

3. 内膜（endometrium）

单层柱状上皮和固有层组成。上皮含大量分泌细胞和少量纤毛细胞。固有层结缔组织富含血管、大量梭形或星形的基质细胞和子宫腺。基质细胞可合成和分泌胶原蛋白，随妊娠及月经周期变化而增生与分化。子宫腺由上皮下陷而成，腺上皮主要由分泌细胞构成。子宫腺在近肌层处可有分支。

子宫底部和体部的内膜按其结构和功能特点可分深浅两层：浅层为功能层，每次月经来潮时发生脱落；胚泡也是植入此层；深层为基底层，在月经和分娩时均不脱落，能修复功能层。子宫动脉的分支在肌层后形成弓形动脉，向子宫内膜发出放射状动脉分支。肌层与内膜交界处的一些短而直的分支，称基底动脉，营养基底层，不受性激素的影响；动脉分支主干弯曲呈螺旋状走，称螺旋动脉，至功能层浅层时形成毛细血管网和窦状毛细血管，然后汇入小静脉，穿过肌层，汇入子宫静脉。螺旋动脉对性激素的刺激敏感。

（二）子宫内膜的周期性变化

从青春期开始，子宫（底部和体部）内膜功能层开始出现周期性变化，即每隔28天左右出现一次内膜剥脱出血、增生和修复过程，称月经周期（menstrual cycle）。月经周期是从月经的第一天起至下次月经来潮的前一天止，分为月经期、增生期和分泌期。

1. 月经期（menstrual phase）

月经周期的第 1~4 天。此时，月经黄体退化，雌激素和孕激素水平急剧下降，引起子宫内膜功能层的螺旋动脉持续性收缩，致使内膜缺血，功能层组织细胞坏死，继而螺旋动脉突然短暂扩张，导致功能层血管破裂，血液流出与坏死剥落的内膜一起经阴道排出，形成月经。在月经期结束之前，内膜基底层残留的子宫腺上皮迅速分裂增生，并向子宫腔表面铺展，子宫内膜上皮得到修复而进入增生期。

2. 增生期（proliferative phase）

月经周期的第 5~14 天，又称卵泡期。在生长卵泡分泌的雌激素作用下，基底层增生修复。基质细胞分裂增殖，产生大量纤维和基质；增生早期，子宫腺短而直，数量少；增生晚期，子宫腺多、长、弯曲、腺腔扩大，腺细胞顶部有分泌颗粒。螺旋动脉增长、弯曲。内膜增厚达 2~4mm。至月经周期的第 14 天，卵巢有一个卵泡发育成熟并排卵，子宫内膜随即进入分泌期。

3. 分泌期（secretory phase）

月经周期的第 15~28 天，又称黄体期（luteal phase）。在黄体分泌的雌激素和孕激素作用下，内膜继续增厚，可达 5mm，子宫腺更长，更弯曲，腺腔内充满糖原等营养物质。螺旋动脉更长，更弯曲伸入内膜浅层。固有层呈水肿状态。基质细胞继续增殖，胞质内充满糖原和脂滴，称前蜕膜细胞。妊娠时，内膜继续发育为蜕膜，前蜕膜细胞变为蜕膜细胞；若卵子未受精，卵巢内黄体退化，内膜功能层脱落，进入月经期。

（三）子宫颈

子宫颈外膜为纤维膜，肌层为平滑肌和结缔组织。黏膜由上皮和固有层组成。黏膜形成许多皱襞，皱襞间的裂隙为腺样隐窝，称子宫颈腺。黏膜上皮为单层柱状，由少量纤毛细胞、较多分泌细胞和储备细胞构成。分泌细胞分泌黏液填充在子宫颈管内；纤毛细胞散在于分泌细胞间，其纤毛有利于分泌物排出；储备细胞为干细胞，有增殖修复功能。在宫颈外口处，单层柱状上皮移行为复层扁平上皮，此处是宫颈癌的好发部位。

子宫颈黏膜无周期性剥落，但其分泌物的性质随卵巢活动周期发生变化。排卵时，分泌物黏稠度降低，有利于精子穿过。妊娠时，其分泌物的黏稠度更高，阻止精子和微生物进入子宫。

四、阴道

阴道壁由黏膜、肌层和外膜组成。

黏膜由上皮和固有层构成，形成许多环形皱襞。上皮为未角化的复层扁平上皮。在卵巢分泌的雌激素作用下，上皮细胞出现大量糖原。糖原在阴道杆菌作用下分解为乳酸，使阴道液呈酸性，抑制微生物生长。绝经期后或其他原因导致雌激素水平下降时，阴道上皮细胞内的糖原减少，阴道液变为碱性，易发生阴道感染。阴道上皮细胞变化，与卵巢活动周期有密切关系。

肌层较薄，为内环外纵的两层平滑肌。阴道外口有骨骼肌构成的环形括约肌。

外膜为富含弹性纤维的致密结缔组织。

五、乳腺

女性乳腺于青春期开始发育。妊娠期和哺乳期的乳腺有泌乳活动，称活动期乳腺。无泌乳活动的，称静止期乳腺。

（一）乳腺的一般结构

乳腺的实质被结缔组织分隔为 15~25 个叶，每叶又分为若干小叶。每个小叶为一个复管泡状腺。腺泡上皮为单层立方或单层柱状，腺上皮有基膜，上皮和基膜之间有肌上皮细胞。导管包括小叶内导管、小叶间导管和总导管。小叶内导管管壁多为单层立方或柱状上皮，小叶间导管则为复层柱状上皮。总导管开口于乳头，又称输乳管，管壁为复层扁平上皮，与乳头表皮相延续。

（二）静止期乳腺

静止期乳腺的结构特点是腺体不发达，脂肪组织和结缔组织丰富。静止期乳腺随月经周期略有变化。在月经周期的分泌期，腺泡和导管略有增生，乳腺可略增大。

（三）活动期乳腺

妊娠期乳腺，在雌激素和孕激素的作用下，腺体迅速增生，腺泡增大，结缔组织和脂肪组织相对减少。妊娠后期，在催乳激素作用下，腺泡开始分泌，腺腔内出现初乳，初乳为淡黄色液体，富含脂滴、乳蛋白、乳糖和抗体（以 sIgA 为主）等，还含有少量巨噬细胞，胞质内有大小不等的脂滴，称初乳小体。

哺乳期乳腺，腺体更发达，结缔组织更少，小叶内有不同分泌时相的腺泡。分泌前期的腺泡上皮呈高柱状；分泌期的腺泡上皮内粗面内质网和线粒体丰富，可见分泌颗粒和脂滴。分泌后的腺泡上皮呈立方形或扁平状，腺腔内充满乳汁。

停止哺乳后，催乳激素水平下降，腺组织逐渐萎缩，结缔组织和脂肪组织增多，乳腺又逐渐回复到静止期。绝经后，体内雌激素和孕激素水平下降，乳腺萎缩退化，体积减小。

【病例相关分析】

患者刘某，女，38 岁，因月经不规则、量少 2 年，闭经半年伴有潮热多汗、失眠、健忘和焦虑来院就诊。妇科检查：子宫卵巢均小于正常。辅助检查：血清雌、孕激素水平降低，FSH 和 LH 均较高。超声检查：子宫偏小，双侧卵巢明显萎缩。

思考

1. 本病例最可能的诊断是什么？
2. 月经周期卵巢激素水平与子宫内膜变化的关系？

解析

1. 最可能的诊断是卵巢早衰。依据：FSH 及 LH 较高，雌激素降低，月经不规律，伴有潮热、多汗等症状，体格检查及辅助检查提示子宫及双侧卵巢明显偏小。

2. 月经期：由于月经黄体退化，卵巢分泌的雌激素和孕激素水平急剧下降，引起子宫内膜功能层的螺旋动脉持续性收缩，致使内膜缺血，功能层组织细胞坏死。继而螺旋动脉突然短暂扩张，导致功能层血管破裂，血液流出与坏死剥落的内膜一起经阴道排出，形成月经。增生期：在卵巢生长卵泡分泌的雌激素作用下，基底层增生修复。基质细胞分裂增殖，产生大量纤维和基质；子宫腺、螺旋动脉增长；内膜增厚。分泌期：卵巢排卵后，黄体形成。在黄体分泌的雌激素和孕激素作用下，内膜继续增厚，子宫腺、螺旋动脉更长、更弯曲。固有层呈水肿状态。

（肖红梅）

第二十章　胚胎学绪论

重点	人体胚胎学的研究内容
难点	发展简史和分支学科
考点	研究内容，胚胎分期，受精龄，月经龄

速览导引图

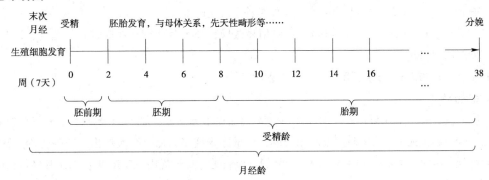

一、人体胚胎学的研究内容和意义

人体胚胎学（human embryology）是研究人体个体发生和发育过程及其机制的科学。胚胎学主要研究的内容包括生殖细胞的发生、受精、胚胎发育过程与规律、发育机制、胚胎与母体的关系和先天性畸形等。人胚胎在母体内发育约为 38 周（266）天，通常将胚胎发育分为三个时期：①胚前期（preembryonic period）是指从受精卵形成到第 2 周末。②胚期（embryonic period）是指从第 3~8 周末的发育时期。③胎（儿）期（fetal period）是指第 9 周至娩出。

胚胎学计算胚胎龄用的是受精龄，即从受精开始计算，也就是胚胎发育的实际时间（38 周，266 天），但在临床上，使用的是月经龄，即从末次月经的第一天开始计算胚胎龄（40 周，280 天），月经龄是受精龄加 14 天，临床用于推算预产期。

个体出生后，许多器官的结构和功能还远未发育完善，还要经历相当长时期的继续发育和生长方能成熟，然后维持一段时期，继而衰老死亡。研究出生前和出生后生命全过程的科学，称为人体发育学（development of human）。

描述胚胎学（descriptive embryology）主要应用形态学研究方法研究胚胎发育过程中形态发生、形态演变及其演变规律，是胚胎学的基础内容，也是将要学习的主要内容。随着胚胎学研究的不断深入，胚胎学逐渐分成了以下几个分支学科。如比较胚胎学（comparative embryology）、实验胚胎学（experimental embryology）、化学胚胎学（chemical embryology）、分子胚胎学（molecular embryology）、畸形学（teratology）以及生殖工程

（reproductive engineering）等。

学习人体胚胎学的意义在于：

1. 能加深对人体结构知识的理解，巩固解剖学和组织学所学的知识。

2. 为后续课程提供必要的基础知识。

3. 与计划生育学、生殖医学和优生学有着密切关系。

二、人体胚胎学发展简史

阿里士多德［古希腊］（Aristotle, 384－322）：精液与月经混合后所形成。

哈维［英国］（Harvey, 1651）：一切生命皆来自于卵。

马比奇［意大利］（Malpighi, 1675）：鸡蛋中早已有一个微型小鸡。

列文虎克［荷兰］（Leewenhoek, 1677）：精子中早就含有一个微型人体。

沃尔夫［德国］（Wolff, 1759）：早期胚胎中没有预先存在的微小个体，胚胎的四肢和器官是经历了从无到有、由简单到复杂的渐变过程而形成的。

贝尔［爱沙尼亚］（Baer, 1792～1876）：胚胎发育按照"界、门、纲、科、属、种"的顺序进行，越早越与其他动物胚胎相似。

米勒［德国］等（Muller, 1821～1897）：个体是种系发生的重演。

斯佩曼［德国］（Spemann, 1869～1941）：应用显微操作技术对两栖动物胚进行了分离、切割、移植、重组等，实验胚胎学兴起。

现代胚胎学（1950～）：分子胚胎学与生殖工程学。

【病例相关分析】

患者刘某，女，31岁。主诉：停经41天，少量阴道流血1天。患者停经41天，于1天前有少量阴道流血，无腹痛，未引起重视，一天来阴道流血无缓解，但量亦未增多，无组织块排出，来院就诊。发病以来，精神好，食欲佳，两便无异常。平时身体健康，无妇科疾病史，月经规则，5/30天；末次月经：2016－04－07（41天前），量如平时，29岁结婚，爱人体健，结婚后2月有一次早孕人工流产史。未避孕半年。

妇科检查子宫如孕41天大小，与停经月份相符；宫颈口闭，无组织堵塞，符合先兆流产表现。尿妊娠hCG试验：阳性。B超宫腔内见孕囊，如孕41天，见胚芽，见胎心；孕囊周围见小的液性暗区，附件无异常发现。

诊断为先兆流产。

思考

本病例的月经龄是多少天？受精龄是多少天？其胚胎发育时期属于胚前期、胚期还是胎期？

解析

月经龄是46天（停经41天＋月经5天，停经前5天为末次月经第一天）。

受精龄为32天（46－14＝32）。

属胚期。

胚前期时间是受精后0～14天，胚期为15～56天，胎期为57～266天。故受精龄32天属于胚期。

（伍赶球）

第二十一章　胚胎发生总论

<table>
<tr><td>重点</td><td>受精，胚泡，植入，二胚层胚盘，三胚层胚盘，胎盘</td></tr>
<tr><td>难点</td><td>三胚层的初步分化，胎膜的演变</td></tr>
<tr><td>考点</td><td>获能；受精的部位，意义，条件；胚泡的结构，植入，异位植入，蜕膜；二胚层胚盘的结构，胚外中胚层，体蒂，三胚层胚盘的结构，原条，脊索，神经管，口咽膜，泄殖腔膜，体节，间介中胚层，侧中胚层，原始消化管；胎膜（绒毛膜，卵黄囊，羊膜，尿囊，脐带）；胎盘的结构和功能，胎盘膜，胎盘隔；孪生</td></tr>
</table>

速览导引图

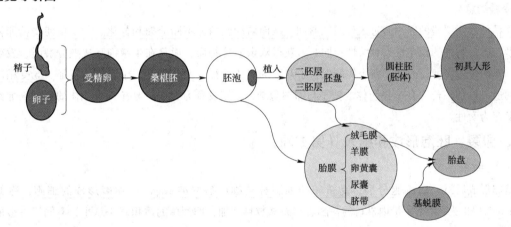

一、生殖细胞

生殖细胞（germ cell，又称配子（gamete），包括精子和卵子，两者均为单倍体细胞，即只有 23 条染色体。精子的染色体核型有两种：即 23，X 或 23，Y；卵子的染色体核型均为 23，X。

1. 精子的成熟和获能

精子在附睾中逐步获得运动能力，但在精子头部黏附的糖蛋白，阻止精子顶体酶释放。主要来自输卵管分泌的蛋白水解酶能降解精子头部黏附的糖蛋白，使精子能释放顶体酶并穿越放射冠和透明带。将精子获得对卵子受精能力的过程称获能（capacitation）。精子在女性生殖管道内的受精能力一般可维持 1 天。

2. 卵子成熟

卵巢排卵排出的是处于第二次成熟分裂中期的次级卵母细胞及其周围的透明带和放射冠。当精子穿入次级卵母细胞后，才能完成第二次成熟分裂而发育为成熟卵细胞。卵子在输卵管内可存活 12~24 小时，维持受精能力约 12 小时；若未受精，卵母细胞则退化。

二、受精

1. 受精的定义和部位

精子和卵子结合成为受精卵的过程称为受精（fertilization）。受精的部位通常在输卵管壶腹部。

2. 受精过程

受精过程可分为三期：①顶体反应。获能后精子顶体释放一系列顶体酶的过程称为顶体反应（acrosome reaction）。人类精卵特异性结合的分子基础是，卵透明带含有相应的精子受体，主要是透明带蛋白 - 3（zona protein - 3，ZP_3），而精子膜存在精子受体 ZP_3 的卵结合蛋白。②精卵膜融合。精卵膜融合主要发生于精子顶体后膜与卵膜之间，精子头部的细胞核及头尾部的少量胞质进入卵细胞质，精子的细胞膜成为卵细胞膜的一部分。精卵膜融合是特异性细胞黏附分子介导的过程，如精子膜表面的受精素和卵膜表面的整合素。③雌原核和雄原核形成与融合。精子进入卵子，激发次级卵母细胞迅速完成第二次成熟分裂，形成一个成熟的卵细胞和一个很小的第二极体，此时卵细胞的细胞核称雌原核或卵原核，第二极体排入卵周隙。精子尾迅速退化消失，精子的细胞核发育成为雄原核或称精原核，比雌原核略大。在细胞骨架作用下，雌原核与雄原核逐渐靠拢，核膜消失，染色体相互混合，形成含有 46 条染色体的二倍体的受精卵，受精完成。受精过程约需 24 小时。

3. 受精的条件

精子获能与发育正常的卵子适时相遇是受精的基本条件。目前使用的许多人工避孕或绝育方法，如避孕套、子宫帽、输精管结扎和输卵管粘堵等可阻止精子和卵子相遇。

4. 受精的意义

①受精使代谢缓慢的卵细胞进入代谢旺盛期，从而启动受精卵不断分裂和分化。②受精使受精卵恢复二倍体核型，维持物种的稳定性和延续性；同时，获得双亲遗传物质，而且在生殖细胞成熟分裂时，发生染色体联合和基因片段交换，因此，新个体既保持了双亲的遗传特征，又具有不同于亲代的特征。③受精决定了新个体的遗传性别，若含有 Y 染色体的精子与卵细胞结合，则发育为男性；带有 X 染色体的精子与卵细胞结合，则发育为女性。

三、卵裂、胚泡形成和植入（第1周）

（一）卵裂

受精卵形成后便开始细胞分裂，受精卵的细胞分裂称卵裂（cleavage）。卵裂形成的细胞，称卵裂球（blastomere）。卵裂是在透明带内进行的，随着卵裂球数目增加，卵裂球的体积越来越小，不同于一般的有丝分裂。受精第 3 天，卵裂球达 12～16 个，共同构成一个实心胚，故称桑椹胚（morula），此时已由输卵管运行到子宫腔。

（二）胚泡形成

当卵裂球增至 100 个左右时，细胞间的腔隙汇合成一个大腔，腔内充满液体，整个胚呈囊泡状，故称胚泡（blastocyst）。胚泡由滋养层、胚泡腔和内细胞群三部分组成。

（三）植入

胚泡埋入子宫内膜的过程称植入（implantation），又称着床（imbed）。植入的部位通常在子宫体或子宫底的子宫内膜功能层，以子宫后壁多见。若植入靠近子宫颈处，在此形成的胎盘附着于子宫下段或覆盖子宫颈内口，称前置胎盘。如果植入在子宫以外的部位，称宫外孕，如输卵管妊娠。

在植入同时，胚泡也发生变化，首先是胚端滋养层细胞增殖，使滋养层增厚，并分化为内、外两层。外层细胞互相融合，细胞间界限消失，称合体滋养层（syncytiotrophoblast）；内层细胞界限清楚，由单层立方细胞组成，称细胞滋养层（cytotrophoblast）。此时，内细胞群也在演变，形成二胚层胚盘。

胚泡植入后的子宫内膜称蜕膜（decidua）。根据蜕膜与胚泡的位置关系，将蜕膜分为三部分：①基蜕膜（decidua basalis），是位于胚泡深面的部分；②包蜕膜（decidua capsularis），是覆盖在胚泡子宫腔面的部分；③壁蜕膜（decidua parietalis），是子宫其余部分的蜕膜。

母体雌激素和孕激素分泌正常，使子宫内膜处在分泌期是植入的重要前提。口服避孕药干扰母体激素调控，植入不能完成；子宫内膜置入避孕环，能干扰胚泡植入，达到避孕目的。

四、二胚层胚盘和相关结构的发生（第2周）

1. 二胚层胚盘的形成

在第2周胚泡植入过程中，内细胞群的细胞增殖分化，向胚泡腔一侧形成一层立方形细胞层，称下胚层（hypoblast）。在下胚层上方形成一层柱状细胞层，称上胚层（epiblast）。两层细胞借助基膜紧密相贴组成一个椭圆盘状的结构，称胚盘（embryonic disc），是人体的原基。

2. 羊膜囊和卵黄囊的形成

上胚层细胞增殖，细胞之间出现细胞间隙，称为羊膜腔，内含液体称羊水。细胞滋养层内面的上胚层为一层扁平细胞（成羊膜细胞）形成羊膜，与柱状的上胚层一起围成羊膜囊。上胚层构成羊膜囊的底。下胚层的边缘细胞增殖向腹侧延伸，围成另一个囊，称卵黄囊，卵黄囊的顶为下胚层。

3. 胚外中胚层和体蒂的形成

胚泡腔内形成一些星状细胞，充填于细胞滋养层与卵黄囊和羊膜之间，称胚外中胚层（extraembryonic mesoderm）。在胚外中胚层细胞之间出现一些小腔隙，并逐渐融合成一个大腔，称胚外体腔。此时，胚外中胚层分别贴附在细胞滋养层内表面及卵黄囊和羊膜囊的外表面。另外，在羊膜上皮顶壁与细胞滋养层之间还有一束胚外中胚层细胞，称体蒂（body stalk）。体蒂将发育为脐带的主要成分。

4. 绒毛膜的形成

绒毛膜由滋养层和衬于内面的胚外中胚层构成。在绒毛膜表面形成许多绒毛状突起，突向蜕膜，称初级绒毛干，它以细胞滋养层为中轴，表面被覆合体滋养层。

五、三胚层胚盘和相关结构的发生（第3周）

1. 原条的形成

第3周初，胚盘上胚层正中线处一端的细胞增殖，形成一条增厚的细胞索，称原条（primitive streak）；原条头端的细胞增殖略隆起，称原结（primitive node）；继而原结的中心出现浅凹称原凹（primitive pit）；原条的中线出现浅沟称原沟（primitive groove）。原条的出现使胚盘能区分头尾方向，有原条的一端为胚体的尾端，相对的一端为头端。

2. 三胚层胚盘和脊索的形成

原沟底部的上胚层细胞，在上、下胚层之间，向头、尾及左右两侧扩展迁移，在迁移时细胞发生分化，形成新的一层细胞，称中胚层（mesoderm）；还有一部分原沟底部的上胚层细胞迁移到下胚层，并逐渐置换了下胚层细胞，称内胚层（endoderm）。当中胚层和内胚层发生后，上胚层即改称为外胚层（ectoderm），可见，内、中、外三个胚层均来自上胚层。原凹深部的上胚层细胞增殖，并在内、外胚层之间向头端迁移，形成一条单独的中胚层细胞索，称脊索（notochord）。在脊索的头端和原条的尾端，各有一个无中胚层的小区，此处的内、外胚层直接相贴呈薄膜状，头端的称口咽膜，尾端的称泄殖腔膜。随着胚体的发育，脊索向头端生长，对早期胚胎起支持作用，最后退化为椎间盘的髓核。而原条由头端向尾端退化，最终消失。若原条细胞残留，将在人体骶尾部分化形成畸胎瘤。

3. 尿囊和三级绒毛干的形成

受精后第 16 天，卵黄囊顶部尾侧端的内胚层细胞增生，向体蒂内伸出一个盲囊，即尿囊。第 3 周初，胚外中胚层伸入初级绒毛干内，细胞滋养层突破合体滋养层，形成细胞滋养层壳，直接与母体基蜕膜接触，初级绒毛干改称为次级绒毛干。第 3 周末，在次级绒毛干的胚外中胚层发生小血管，此时改称为三级绒毛干。

六、三胚层分化和胚体外形建立（第 4~8 周）

（一）三胚层的分化

1. 外胚层的分化

脊索形成后，脊索能诱导其背侧的外胚层细胞增厚呈板状，称神经板（neural plate），继而神经板中央沿长轴下陷形成神经沟（neural groove），沟的两侧边缘隆起称神经褶（neural fold）。两侧神经褶从神经沟中段靠拢并愈合，愈合向头尾两端进行，最后在头尾两端各有一个开口，分别称为前神经孔和后神经孔，第 4 周末，前、后神经孔相继闭合，使神经沟完全封闭成为神经管（neural tube）。神经管将分化为中枢神经系统的脑和脊髓，还有神经垂体、松果体和视网膜等。如果前神经孔未愈合将形成无脑儿；而后神经孔未闭合则形成脊髓裂。

在神经管形成过程中，神经板外侧缘的一些细胞，迁移到神经管背侧形成两条纵形细胞索，称神经嵴（neural crest）。神经嵴将分化形成周围神经系统（脑神经节、脊神经节、自主神经节）、肾上腺髓质嗜铬细胞和皮肤黑素细胞等。位于表面的外胚层细胞将分化为表皮、皮肤附属器以及角膜上皮、晶状体、牙轴质、内耳膜迷路、腺垂体等。

2. 中胚层的分化

中胚层刚形成时，是一些散在分布的细胞，称间充质（mesenchyme）。间充质分化为结缔组织、肌组织和血管。随着细胞增殖，在脊索两侧从内向外依次分为轴旁中胚层、间介中胚层和侧中胚层三部分，脊索大部分退化，仅残留为椎间盘髓核。

（1）轴旁中胚层（paraxial mesoderm）　位于脊索两侧的一对纵行细胞索，随即断裂为成对的中胚层细胞团块，称体节（somite）。从颈部向尾部依次形成，第 5 周时，总共形成 42~44 对。体节主要分化为皮肤真皮、骨骼肌和中轴骨骼。

（2）间介中胚层（intermediate mesoderm）　位于轴旁中胚层和侧中胚层之间，将分化为泌尿系统和生殖系统的主要器官。

（3）侧中胚层（latermediate mesoderm）　位于中胚层的最外侧部分，侧中胚层内部形成一个大腔，称胚内体腔，因此，将侧中胚层分为两层。与外胚层相贴的称体壁中胚层（parietal mesoderm），将主要分化为胸腹部和四肢的皮肤真皮、骨骼肌、骨骼和血管等，与内胚层相贴的称脏壁中胚层（visceral mesoderm），将主要分化为消化系统和呼吸系统的平滑肌、结缔组织和间皮等。胚内体腔分化为心包腔、胸膜腔和腹膜腔。

3. 内胚层的分化

内胚层被包入胚体形成原始消化管，将分化为消化管、消化腺、呼吸道和肺的上皮组织以及甲状腺、甲状旁腺和胸腺的上皮组织。

（二）胚体外形的建立

胚盘从两边向腹侧卷折，形成左右侧褶，从头端向腹侧卷折形成头褶，从尾端向腹侧卷折称尾褶。胚盘卷折成头大尾小的 "C" 字圆柱形胚体。卷折的原因是胚盘各处生长速度不均衡所致。

随着圆柱形胚体形成，结果使胚体凸入羊膜腔；体蒂和卵黄囊在胚体腹侧靠拢，外包羊膜，形成原始脐带；口咽膜和泄殖腔膜分别转到胚体头和尾的腹侧，原始消化管的头端和尾端分别由口咽膜和泄殖腔膜封闭；中段的腹侧与卵黄囊相通。至第 8 周末，胚体颜面形成，可见眼、耳、鼻、口和四肢，初具人形，但不能分辨性别。

七、胎膜和胎盘

（一）胎膜

胎膜（fetal membrane）包括绒毛膜、羊膜、卵黄囊、尿囊和脐带。胎膜由受精卵发育而来。

1. 绒毛膜

绒毛膜（chorion）由滋养层和胚外中胚层组成。表面的绒毛由初级绒毛干演变为次级绒毛干，再演变为三级绒毛干。同时绒毛干末端的细胞滋养层细胞增殖，并穿出其表面的合体滋养层，与蜕膜接触处扩展，形成一层新的细胞滋养层称细胞滋养层壳。从绒毛干表面发出分支，形成许多小的绒毛，绒毛表面的合体滋养层能溶解破坏周围的蜕膜组织，使原来合体滋养层的小腔隙扩大，并融合成一个大腔，称绒毛间隙。绒毛间隙内充满来自子宫螺旋动脉的母血。

胚胎早期，整个绒毛膜表面的绒毛均匀分布，随后面向包蜕膜的绒毛膜表面无绒毛，称平滑绒毛膜（smooth chorion）；相反，面向基蜕膜侧的绒毛，生长茂盛，称丛密绒毛膜（villous chorion）。随后丛密绒毛膜与基蜕膜共同组成胎盘，而平滑绒毛膜与羊膜融合后，胚外体腔消失。包蜕膜与壁蜕膜融合，子宫腔消失。常见的妊娠滋养层细胞疾病有葡萄胎和绒毛膜癌。

2. 羊膜

羊膜（amnion）为半透明薄膜，由羊膜上皮和少量的胚外中胚层组成。羊膜腔内充满羊水，胚胎浸泡在羊水中发育。羊水的来源，在胚胎早期，主要由羊膜细胞分泌，后来胎儿的尿液也成为羊水的一部分。羊水的回流是通过胎膜吸收和胎儿吞咽。羊水的作用是：①缓冲外力的压迫和震荡；②胎儿在羊水中可较自由地活动，有利于骨骼肌的发育和防止胎儿与羊膜局部粘连；③临产时，羊水可扩大子宫颈和润滑产道。可抽羊水检查染色体、DNA 或代谢产物。羊水量第 20 周时约为 350ml，足月时约为 1000～1500ml。羊水量过多或过少均为妊娠疾病。

3. 卵黄囊

卵黄囊（yolk sac）位于原始消化管腹侧，卵黄囊通过缩窄的卵黄蒂与原始消化管相连，后来卵黄蒂与肠管断离，卵黄囊也退化萎缩变得很小。人胚胎卵黄囊内并无卵黄。卵黄囊的作用是：①卵黄囊壁的胚外中胚层细胞分化为造血干细胞；②卵黄囊尾侧壁的内胚层细胞分化为原始生殖细胞，由此迁移到生殖腺嵴，再分化为精原细胞或卵原细胞。

4. 尿囊

尿囊（allantois）位于卵黄囊尾侧体蒂内，开口于原始消化管尾段。人胚的尿囊很不发达，仅存数周。尿囊壁的胚外中胚层形成一对尿囊动脉和一对尿囊静脉，后来右尿囊静脉退化，并演变为两条脐动脉和一条脐静脉，被包入脐带内。除尿囊根部参与膀胱形成外，尿囊大部分退化，形成脐正中韧带。

5. 脐带

脐带（umbilical cord）是位于胎儿脐部与胎盘间的索状结构。脐带外包羊膜，内含胶状的黏液性结缔组织和两条脐动脉及一条脐静脉。足月脐带长 40～60cm，直径 1～2cm。脐带是胎儿与胎盘物质交换的唯一通道。脐动脉呈螺旋状，将胚胎的血液运送到胎盘，脐静脉将来自胎盘的血液送至胎儿。若脐带过长（超过80cm），容易发生脐带绕颈或四肢，甚至打结；若脐带过短（少于30cm），分娩时易引起胎盘早期剥离。

（二）胎盘

1. 胎盘的形态

足月胎盘（placenta）呈圆盘形。直径 15～20cm，重约 500g。胎盘的胎儿面光滑，表面覆有羊膜，脐带附着于胎儿面的中央或稍偏，透过羊膜可见呈放射状走行脐血管分支。胎盘的母体面粗糙，有浅沟将其分隔为 15～30 个胎盘小叶，胎盘小叶表面覆盖暗红色的基蜕膜。

2. 胎盘的结构

胎盘由胎儿的丛密绒毛膜和母体的基蜕膜共同构成。

（1）胎儿部分　丛密绒毛膜由绒毛膜板和从绒毛膜板发出的 40～60 个绒毛干构成。绒毛膜板由外层的滋养层细胞和内层富含血管的胚胎性结缔组织组成。绒毛干的末端以细胞滋养层壳固着于基蜕膜上。从绒毛干发出许多细小游离绒毛，浸泡在母血中。脐动脉的分支沿绒毛干进入绒毛内，形成毛细血管。

（2）母体部分　基蜕膜相隔一定距离向绒毛间隙伸出一楔形的短隔，称胎盘隔（placental septum）。胎盘隔没有将绒毛间隙完全隔开，绒毛间隙相互连通。子宫螺旋动脉和胎盘小叶周边的小静脉均开口于绒毛间隙，绒毛间隙内充满母血。由于胎盘隔的牵拉，使胎盘母体面形成浅沟，分割成许多胎盘小叶。

3. 胎盘的血液循环和胎盘膜

胎盘内有母体和胎儿两套血液循环系统。母体血液由子宫螺旋动脉流入绒毛间隙，在此与绒毛内毛细血管的胎儿血进行物质交换后，再经子宫小静脉流回母体。胎儿的静脉血经脐动脉及其分支，流入绒毛内毛细血管，与绒毛间隙内母血进行物质交质，成为动脉血，然后经脐静脉运送到胎儿体内。因此胎盘内的母血和胎儿血在各自的封闭管道内循环，互不相通。

胎儿血与母体血在胎盘内进行物质交换所通过的结构，称胎盘膜（placental membrane）或胎盘屏障（placental barrier）。早期胎盘膜从绒毛表面向内依次由四层组成：①合体滋养层；②细胞滋养层和基膜；③绒毛内结缔组织；④绒毛内毛细血管基膜和内皮。第 20 周后，由于大部分细胞滋养层消失以及合体滋养层变薄，因此胎盘膜变薄，只由合体滋养层、基膜和毛细血管内皮组成。

4. 胎盘的功能

（1）物质交换的作用　胎儿通过胎盘从母血获得 O_2 和营养，并排出 CO_2 和代谢产物。

（2）屏障作用　多数细菌和某些致病微生物不能通过胎盘膜，因此胎盘具有重要的防御功能。但是，这种屏障作用并不完善，有些细菌和病毒以及大多数药物等可以通过胎盘膜。

（3）内分泌作用　胎盘的合体滋养层能分泌多种激素。主要激素有：①人绒毛膜促性腺激素（human chorionic gonadotropin，hCG），其作用是促进母体妊娠黄体发育，维持妊娠正常进行。它还具有抑制母体对胎儿及胎盘的免疫排斥功能。受精后 6～8 天，母体血液中即出现人绒毛膜促性腺激素，检查孕妇血或尿中此种激素，可诊断早期妊娠。②人胎盘催乳素（human placental lactogen），既能促使母体乳腺发育，又可促进胎儿发育。③人胎盘雌激素和人胎盘孕激素，于妊娠第 10 周左右开始分泌，以后逐渐增多。母体妊娠黄体退化后，胎盘分泌的这两种激素起着继续维持妊娠的作用。

八、胚胎各期外形特征

胚胎学家根据大量胚胎标本的观察研究，总结出各期胚胎的外形特征和平均长度，以此作为推算胚胎龄的依据（表 21－1，表 21－2）。

表 21－1　胚的外形特征与长度

胚龄（周）	外形特征	长度（mm）
1	受精、卵裂，胚泡形成，开始植入	
2	圆形二胚层胚盘，植入完成，绒毛膜形成	0.1～0.4（GL）
3	梨形三胚层胚盘，神经板和神经褶出现，体节初现	0.5～1.5（GL）
4	胚体渐形成，神经管形成，体节 3～29 对，鳃弓 1～2 对，眼鼻耳原基初现，脐带与胎盘形成	1.5～5.0（CR）
5	胚体屈向腹侧，鳃弓 5 对，肢芽出现，手板明显，体节 30～40 对	4～8（CR）

续表

胚龄（周）	外形特征	长度（mm）
6	肢芽分为两节，足板明显，视网膜出现色素，耳郭出现	7~12（CR）
7	手足板相继出现指趾初形，体节不见，颜面形成，乳腺嵴出现	10~21（CR）
8	手指足趾明显，指趾出现分节，眼睑出现，尿生殖膜和肛膜先后破裂，外阴可见，性别不分，脐疝明显	19~35（CR）

注：此表主要参照 Jirasek（1983）。

表 21-2　胎儿外形主要特征及身长、足长与体重

胎龄（周）	外 形 特 征	身长（CRL，mm）	足长（mm）	体重（g）
9	眼睑闭合，外阴性别不可辨	50	7	8
10	肠祥退回腹腔，指甲开始发生，眼睑闭合	61	9	14
12	外阴可辨性别，颈明显	87	14	45
14	头竖直，下肢发育好，趾甲开始发生	120	20（22.0）	110
16	耳竖起	140	27（26.3）	200
18	胎脂出现	160	33（32.9）	320
20	头与躯干出现胎毛	190	39（37.9）	460
22	皮肤红、皱	210	45（43.2）	630
24	指甲全出现，胎体瘦	230	50（49.8）	820
26	眼睑部分打开，睫毛出现	250	55（54.0）	1000
28	眼重新打开，头发出现，皮肤略皱	270	59（61.9）	1300
30	趾甲全出现，胎体平滑，睾丸开始下降	280	63（63.4）	1700
32	趾甲平齐指尖，皮肤浅红光滑	300	68（67.4）	2100
36	胎体丰满，胎毛基本消失，趾甲平齐趾尖，肢体弯曲	340	79（73.4）	2900
38	胸部发育好，乳房略隆起，睾丸位于阴囊或腹股沟管，指甲超过指尖	360	83（77.1）	3400

注：足长括弧内数据是应用 B 超测国人妊娠胎儿足长所得均数，其他数据均参照 Moore（1988）直接测量胎儿结果。

九、双胎、多胎和联体双胎

（一）双胎

双胎（twins）又称孪生，指一次娩出两个新生儿。双胎有两种。

1. 双卵孪生

一次排出两个卵细胞，分别受精后发育而成，即双胎来自两个受精卵。

2. 单卵孪生

一个受精卵发育为两个胎儿，他们的遗传基因完全一样。发生单卵孪生的成因可能是：①一个受精卵发育成两个胚泡，在 2 细胞期两个卵裂球分离，两个胎儿有各自的羊膜腔和胎盘；②一个胚泡内出现两个内细胞群，各自发育为一个胎儿，他们有各自的羊膜腔，但共用一个胎盘；③一个胚盘上发生两个原条和脊索，诱导形成两个神经管，发育为两个胎儿，他们位于一个羊膜腔内，共用一个胎盘。

（二）联体双胎

联体双胎（conjoined twins）是指两个胎儿局部相连。联体双胎分为对称型和不对称型两类：①对称型是指两个胎儿的大小相同，根据连接的部位又可分为胸腹联胎、臀联胎、头胸联胎等。②不对称型是指两个胎儿一大一小，小者常发育不全，似为大胎儿的寄生物，称寄生胎；如果发育不全的小胚胎被包裹在大胎儿体内，则称胎内胎。

联体双胎发生的原因是，在单卵孪生中，当一个胚盘出现两个原条并发育为两个胚胎时，两个原条未完全分离开，导致两个胎儿局部相连。

十、先天性畸形概述

先天性畸形（congenital malformation）是指胚胎发育过程出现的外形或内部结构的异常。我国神经系统先天性畸形发生率高。

（一）先天性畸形发生的原因

先天性畸形发生的原因包括遗传因素（占 25%）、环境因素（占 10%）、遗传因素与环境因素相互作用以及原因不明（占 65%）。

1. 遗传因素

分为染色体畸变和基因突变两类。

2. 环境因素

引起先天性畸形的环境因素称致畸因子（teratogen）。致畸因子主要有以下五类：①生物性致畸因子。②物理性致畸因子。③致畸性药物。④化学性致畸因子。⑤其他致畸因子。

3. 遗传因素与环境因素的相互作用

多数先天性畸形是遗传因素与环境因素相互作用引起的。衡量遗传因素所起作用的指标称为遗传度，遗传度越高，说明遗传因素在畸形发生中的作用越大。例如先天性心脏畸形的遗传度为 35%，无脑儿为 60%，腭裂为 70%。

（二）致畸敏感期

受致畸因子的作用最易发生畸形的胚胎发育时期称致畸敏感期，常指胚期第 3~8 周。

（三）先天性畸形的预防

为了预防或减少先天性畸形的发生，提高人类素质和健康水平，世界卫生组织（WHO）提出实行三级预防工作的要求。

1. 第一级预防

去除病因。孕妇应尽量避免接触各种环境致畸因子，戒除吸烟、饮酒等有害生活习惯。婚前做好遗传、生育咨询，尤其加强对高龄孕妇和高危险度家庭预防和生育指导，同时，积极开展对育龄夫妇的生殖与生育健康教育，孕期谨慎用药。

2. 第二级预防

早发现、早诊断、早治疗，减少先天性畸形儿的出生。二级预防的内容一方面是开展孕期监测，包括 B 型超声波、羊水、绒毛膜和胎儿镜等相关项目的检查，力争对各种出生缺陷早发现，早诊断；另一方面对某些轻度异常发育胎儿开展宫内治疗，对有严重畸形的胎儿可终止妊娠。

3. 第三级预防

减少痛苦，延长生命，对先天性畸形儿积极进行治疗。如唇裂、脊柱裂、不通肛等可用外科手术治疗，对先天智力低下、耳聋、无眼等，应设法使其得到妥善教养，减少痛苦，延长生命。

【病例相关分析】

患者，女，29 岁，已婚，就诊日期：2015 年 10 月 27 日。胎停育 2 次，IVF-ET（体外受精-胚胎移植）术后 28 天。现病史：平素月经规律，（5~7）/30 天，量中，无痛经。推算末次月经：2015-9-13。分别于 4 年前孕 50 天时、1 年前孕 40 天时超声提示"胚胎停育"给予清宫术。女方染色体为 45，XX，t（13；15）。

于5个月前在北京某院行ICSI（即卵胞浆内单精子显微注射技术，也就是第二代"试管婴儿"）形成囊胚12枚，全部冻存。1个月前因子宫内膜薄行人工周期治疗后经PGD（即移植前基因诊断，也就是第三代"试管婴儿"）选出一枚正常胚胎移植，并给予黄体支持治疗（戊酸雌二醇3mg，2次/日、17β雌二醇2mg入阴道qd、黄体酮凝胶90mg入阴道qd、地屈孕酮20mg qd、泼尼松5mg qd、阿司匹林100mg qd），移植后14天查血hCG 189.03mIU/ml，后多次复查血hCG上升不良，担心胚胎停育可能，为进一步治疗而就诊。诊断：①宫内早孕。②IVF-ET PGD术后。③复发性流产。④女性染色体异常。

经过一系列治疗后，孕35周因胎膜早破，顺产一早产儿，体重2350g，Apgar评分8-9-10。

思考

本病例术后28天的胚胎，形成了哪些结构？hCG由何部位、何细胞分泌，有何作用？染色体异常也能孕育正常胚胎吗？

解析

胚盘开始形成头褶、体褶和尾褶，包转形成胚体，羊膜囊扩大，胚体浸泡在羊水中。外胚层开始分化形成神经管、神经嵴，中胚层分化为体节、间介中胚层，侧中胚层分脏壁中胚层和体壁中胚层。内胚层分化为原始消化管。绒毛膜分平滑绒毛膜和丛密绒毛膜，尿囊和卵黄囊被包转在脐带内。胎盘由丛密绒毛膜和基蜕膜构成。

hCG由胎盘的合体滋养层细胞分泌。其作用是促进母体妊娠黄体发育，维持妊娠正常进行。它还具有抑制母体对胎儿及胎盘的免疫排斥功能。

因同源染色体罗氏易位患者理论上不能产生正常配子，建议同源染色体罗氏易位携带者避孕，以免反复流产或分娩畸形儿，抑或接受供卵或供精通过辅助生殖技术解决生育问题。常染色体平衡易位及非同源染色体罗氏易位携带者，有可能分娩染色体核型正常及携带者的子代，妊娠后，应行产前诊断，如发现胎儿存在严重染色体异常或畸形，应考虑终止妊娠。该孕妇做了PGD（即移植前基因诊断，也就是第三代"试管婴儿"）选出一枚正常胚胎移植，故可孕育正常胚胎。

（伍赶球）

第二十二章 颜面和四肢的发生

重点	颜面构成，颜面畸形
难点	鳃器，颜面的形成过程
考点	鳃器，上颌突，下颌突，额鼻突，内侧鼻突，外侧鼻突，正中腭突，外侧腭突，单侧唇裂

速览导引图

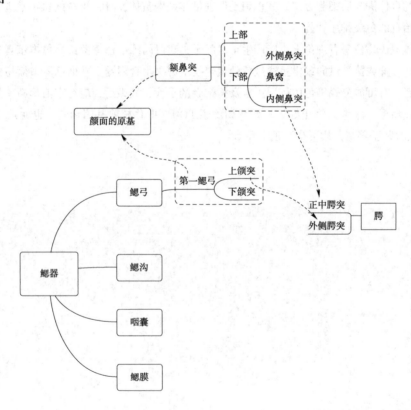

颜面发育开始于受精后第 4 周，至 18 周岁全部完成。人胚第 4 周时，胚盘已向腹侧卷折成柱状胚体。前神经孔逐渐闭合，神经管头端迅速膨大，形成脑的原基，即脑泡。脑泡腹侧的间充质向头侧和外侧扩散、迁移，使胚体头部外观呈较大的圆形突起，称额鼻突（frontonasal process）。

一、鳃器的发生

第 4~5 周，伴随额鼻突与心突的出现，头部两侧的间充质增生，渐次形成左右对称、背腹走向的 6 对弓形隆起，称鳃弓（branchial arch）。相邻鳃弓之间的 5 对条形凹陷称鳃沟（branchial groove）。在鳃弓发生的同时，原始消化管头段（原始咽）侧壁内胚层向外膨出，形成左右 5 对囊状突起，称咽囊（pharyngeal pouch）。咽囊与鳃沟相对应，其顶壁的内胚层与鳃沟底壁的外胚层及二者之间的少量间充质构成鳃膜（branchial membrane）。

鳃弓、鳃沟、鳃膜与咽囊统称鳃器（branchial apparatus）。

二、颜面的形成

第一鳃弓出现后，其腹侧部分迅速分为上下两支，上支较小称上颌突（maxillary process），下支较大称下颌突（mandibular process）。此时，额鼻突、左右上颌突、已愈合的左右下颌突围成凹陷，称口凹（stomodeum）。口凹即原始口腔，其底是口咽膜。

在第 4 周，围绕口凹出现 5 个突起：口凹上界的额鼻突、口凹侧界的一对上颌突和口凹下界的一对下颌突，它们是颜面发生的原基。在第 4 周末，在额鼻突下缘的两侧，局部外胚层增厚，呈椭圆形，称鼻板（nasal placode）。第 6 周时，鼻板中央凹陷称鼻窝（nasal pit），鼻窝周围的间充质增生，形成一个马蹄形的突起，位于内侧的称内侧鼻突（median nasal process），外侧的称外侧鼻突（lateral nasal process）。

颜面的演化是从两侧向正中方向发展的。首先，左右下颌突愈合，将形成下颌与下唇。继而，左、右内侧鼻突向中线生长并相互融合，将形成鼻梁、鼻尖、人中和上唇的正中部分。同时，左、右上颌突也向中线生长并与同侧的外侧鼻突融合，使鼻窝与口凹间的细沟封闭，鼻窝与口凹逐渐分开。上颌突形成上颌与上唇的外侧部分。外侧鼻突将形成鼻翼和鼻的侧壁。额鼻突主要形成前额。

眼的发生始于额鼻突的外侧，两眼的相对距离较远；随着颅脑的迅速增大以及上颌与鼻的形成，两眼逐渐向中线靠近，并转向前方。外耳道由第 1 鳃沟演变而成，鳃沟周围的间充质增生形成耳郭。外耳的位置开始很低，随着下颌与颈的发育而逐渐移向后上方，至第 8 周末，胚胎颜面已初具人貌。

三、腭的发生

腭的发生来自正中腭突和外侧腭突两部分。第 5 周，左、右内侧鼻突融合的内侧面间充质增生，形成一个三角形的短小突起，称正中腭突（median palatine process）或原始腭（primary palate），朝向原始口腔，将演化为腭前部的一小部分。随后，左、右上颌突内侧面的间充质增生，向原始口腔内长出一对扁平的突起，称外侧腭突（lateral palatine process）或腭板（palatine shelf）。外侧腭突呈水平方向生长，并在中线融合，形成腭的大部分。直到第 12 周时，腭才全部完成。在左、右外侧腭突的前缘与正中腭突三者融合处残留一小孔，即切齿孔。

四、舌的发生

第 4 周末，咽底正中处盲孔的头侧，出现一个较小的隆起，称奇结节（tuberculum impar）。不久，在奇结节前方两侧，又形成两个较大的卵圆形隆起，称侧舌突（lateral lingual swelling）。侧舌突生长迅速，越过奇结节并在中线融合，形成舌体的前 2/3 部分，奇结节仅形成舌盲孔前方舌体的一小部分或退化消失。同时，在奇结节的背侧，还形成一个隆起，由左右第 2、3、4 鳃弓腹侧端之间的间充质增生并融合而成的，称联合突或鳃的隆起。由第 3 对鳃弓来源部分生长迅速，覆盖于第 2 对鳃弓来源部分的上方，发育为舌的后 1/3 即舌根。舌体与舌根的融合处形成 V 形界沟，沟顶点有一浅窝即舌盲孔（foramen coecum linguae），是甲状舌管的起始端。其中舌肌来源于枕部体节的生肌节；舌内结缔组织和血管来源于鳃弓的间充质；舌体上皮来源于口凹外胚层，舌根上皮来源于咽囊内胚层。

五、牙的发生

随着下颌突愈合形成早期的口凹下缘，额鼻突与上颌突愈合形成口凹上缘，口凹缘形成。第 6 周时，口凹边缘的外胚层增生，沿上、下颌形成 U 形的唇板，唇板的细胞向深部中胚层陷入并裂开形成唇沟，唇沟外侧发育成唇，内侧发育成牙龈。牙龈上皮增厚形成牙板（dental lamina）。牙板向深部中胚层内生长，在上、下颌内先后各形成 10 个圆形突起，称牙蕾（tooth bud）。牙蕾发育增大，间充质从其底部进入，形成牙乳头（dental papilla），牙蕾的外胚层组织增生成为帽状的造釉器（enamel organ），造釉器和牙乳头周围的间充质形成牙囊（dental sac）。造釉器、牙乳头和牙囊共同构成乳牙原基。牙由外胚层和中胚层发生。牙釉质来自口腔的外胚层，牙的其他成分都来自中胚层。

六、颈的形成

人胚发育至第 5 周时，第 2 鳃弓迅速向尾侧延伸，越过第 3、4、6 鳃弓，与心突上缘即心上嵴（epicardial ridge）融合。这样，第 2 鳃弓与深部三个较小鳃弓之间形成一封闭的间隙，称颈窦（cervical sinus），颈窦很快闭锁消失。

七、四肢的发生

四肢的发生可看做是一系列外胚层和间充质相互作用的结果。人胚第 4 周末，由于体壁中胚层的局部增殖，胚体左、右外侧体壁先后出现上、下两对小突起，即上、下肢芽（upper and lower limb bud），由一团来自壁层中胚层的间充质和表面被覆的外胚层组成。

随着肢芽发育，约于第 6 周时，肢芽末端呈扁平的船桨状，分别称手板和足板（hand and foot plates），并且出现一个缩窄环将其和近段分开，后又出现另一缩窄环，将近段分为两部分，因此，每一肢芽被分为三段。上肢芽的三段分别发育为上臂、前臂和手，下肢芽则发育为大腿、小腿和足。与此同时，手板和足板顶端细胞发生局部性凋亡，形成四条纵行凹沟，凹沟间则出现 5 条指嵴，又称指（趾）放线（digital ray），随着指（趾）放线间的细胞不断凋亡，至第 8 周末，手指和足趾形成。

八、主要畸形

1. 唇裂（cleft lip）

最常见的颜面畸形，单侧唇裂多因上颌突与同侧的内侧鼻突未融合所致，也可双侧唇裂。如果左、右内侧鼻突未愈合或两侧下颌突未愈合，可分别导致上唇或下唇的正中裂。

2. 面斜裂（oblique facial cleft）

位于眼内眦与口角之间的裂隙，因上颌突与同侧外侧鼻突未愈合所致。

3. 腭裂（cleft palate）

较常见，有多种类型。因外侧腭突与正中腭突未融合所致者称前腭裂（单侧或双侧，常伴发唇裂），表现为切齿孔至切齿之间的裂隙；因左右外侧腭突未在中线融合所致者称正中腭裂，表现为切齿孔至腭垂间的矢状裂隙；前腭裂和正中腭裂兼有者称全腭裂。

【病例相关分析】

患儿，男，10 月，先天性唇腭部裂开畸形 10 个月。10 个月前，患儿出生时即发现其唇腭部裂开畸形，伴吮吸困难、进食呛咳、食物鼻腔反流，患儿易感冒，曾来我院就诊为"左右Ⅲ°唇裂，左右Ⅲ°腭裂"，今患儿家长要求手术，门诊以"左右Ⅲ°唇裂，左右Ⅲ°腭裂"收入院。患儿出生来精神、食欲、大小便未见异常。面型不对称，左、右、上唇至鼻底全层裂开，鼻小柱歪斜，左右鼻翼塌陷，左右上牙槽突有一切迹，悬雍垂至左右牙槽突完全裂开，裂隙最宽处位于悬雍垂根部，约 1.2cm，距咽后壁约 1.5cm，软腭活动度可。初步诊断：左右Ⅲ°唇裂，左右Ⅲ°腭裂。

思考

本病例唇、腭裂的原因是什么突未愈合所致？

解析

上颌突与同侧的内侧鼻突未愈合，外侧腭突与正中腭突未融合，左右外侧腭突未在中线融合。

（伍赶球）

第二十三章　消化系统和呼吸系统的发生

重点	胃、肠的发生，泄殖腔的分隔，肝、胆、胰的发生；气管和肺的发生
难点	咽囊的演变和甲状腺的发生，中肠的演变
考点	消化管和消化腺的发生过程；气管和肺的发生

速览导引图

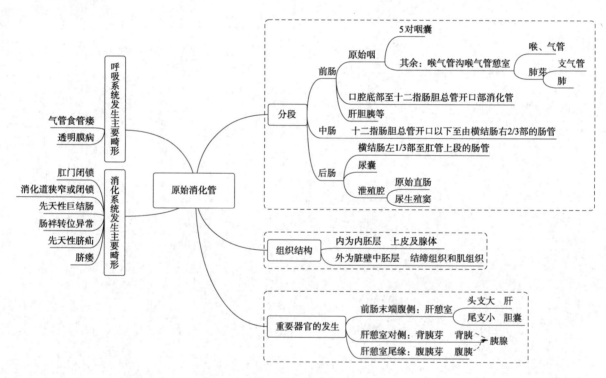

消化系统和呼吸系统的大多数器官都是由原始消化管分化而成。

人胚第 3～4 周时，随着圆柱状胚体的形成，卵黄囊顶部的内胚层及其外侧的脏壁中胚层被包卷入胚体内，形成两端封闭的纵行管道，称原始消化管（primitive gut）。其头端称前肠（foregut），尾端称后肠（hindgut），与卵黄囊相连的中段称中肠（midgut）。前肠的头端被口咽膜封闭，后肠的尾端被泄殖腔膜封闭，它们先后于第 4 周和第 8 周破裂消失，使原始消化管与外界相通。中肠与卵黄囊之间的连接部由宽阔变窄变细，称卵黄蒂（vitelline stalk）。

原始消化管各段的主要分化如下。

前肠：咽、食管、胃、十二指肠的上段、肝、胆、胰以及喉以下的呼吸系统。

中肠：十二指肠胆总管开口以下至横结肠右 2/3 部的肠管。

后肠：横结肠左 1/3 部至肛管上段的肠管。

消化管和呼吸道的黏膜上皮、腺上皮和肺泡上皮均来自内胚层，消化管头尾两端（口腔、肛管下段、鼻腔）的上皮分别来自口凹（原始口腔）和肛凹（原肛）的外胚层。结缔组织、肌组织、血管内皮和外表面的间皮则来自内胚层周围的脏壁中胚层。

一、消化系统的发生

（一）　原始咽的发生及咽囊的演变

原始咽为前肠头端的膨大部，呈背腹扁平、头端宽、尾端窄的扁平漏斗状。原始咽的两侧壁有 5 对膨向外侧的囊状突起称咽囊，分别与外侧的腮沟相对。随着胚胎的发育，咽囊演化出一些重要的器官。

第 1 对咽囊：内侧份向外侧伸长成为咽鼓管，末端膨大演化为中耳鼓室，第一腮膜分化为鼓膜，第一腮沟形成外耳道。

第 2 对咽囊：外侧份退化，内侧份内胚层细胞分化为腭扁桃体的表面上皮。上皮下的间充质分化为腭扁桃体的网状组织，淋巴细胞迁来此处并大量增殖，演化为腭扁桃体。

第 3 对咽囊：背侧份上皮细胞增生，下移至甲状腺原基背侧，分化为下一对甲状旁腺。腹侧份细胞增生，形成左右两条向胚体尾侧延伸的细胞索，其尾端在胸骨柄后方汇拢形成胸腺原基。胸腺细胞则由淋巴性造血干细胞迁移分化而来。

第 4 对咽囊：腹侧细胞退化，背侧细胞增生、迁移至甲状腺背侧上方，形成上一对甲状旁腺。

第 5 对咽囊：形成一细胞团，称后腮体（ultimobranchial body）。后腮体的部分细胞迁入甲状腺内，分化为滤泡旁细胞。也有学者认为，滤泡旁细胞来自神经嵴。

原始咽的其余部分形成咽，尾端与食管相通。

（二）　甲状腺的发生

第 4 周初，在原始咽底壁正中线处（相当于第 1 对咽囊平面）的内胚层细胞增生，向间充质内下陷形成一盲管，称甲状舌管（thyroglossal duct），为甲状腺原基。它沿颈部正中向尾端方向生长、延伸，末端向两侧膨大，形成甲状腺的侧叶。第 7 周，甲状舌管的上段退化消失，在起始段残留一浅凹，称舌盲孔。

（三）　食管和胃的发生

食管由原始咽尾端的一段前肠分化而来，第 5 周时还很短，随着颈的出现和心、肺的下降而迅速延长。其内表面上皮由单层增生为复层，使管腔极为狭窄甚至一度闭锁。至第 8 周，过度增生的上皮细胞凋亡退化，食管腔重新出现。

第 4～5 周时，食管尾侧的前肠形成一棱形膨大，为胃的原基。其背侧缘生长较快，形成胃大弯；腹侧缘生长缓慢，形成胃小弯。胃大弯头端向上膨起，形成胃底。胃背系膜迅速形成突向左侧的网膜囊，致使胃沿胚体长轴顺时针旋转 90°，胃大弯由背侧转向左侧，胃小弯由腹侧转向右侧。此时，因肝的增大使胃的头端被推向左侧，胃的尾端因十二指肠贴于腹后壁而被固定，于是胃又沿胚体垂直轴顺时针旋转一定的角度，使胃变成胃头端在左上，而胃尾端朝右下的斜行方位。

（四）　肠的发生

肠发生于胃以下的原始消化管。前肠的末段和中肠头段共同形成十二指肠。第 4 周时，由于卵黄囊变窄，使中肠变为一条与胚体长轴平行的直管，借背系膜固定于腹后壁。第 5 周时，十二指肠以下的中肠生长速度比胚体快，肠管向腹侧弯曲而形成 U 形中肠袢（midgut loop），其顶端连于卵黄蒂，并以此为界分为头、尾两支。尾支近卵黄蒂处形成一小囊状突起，称盲肠突（cecal bud），为小肠和大肠的分界线，是盲肠和阑尾的原基。肠系膜上动脉行于肠袢系膜的中轴部位。

第6周，中肠袢生长迅速，加上肝、肾的发育，腹腔容积相对较小，腹压升高，致使中肠袢突入脐带内的胚外体腔，即脐腔（umbilical coelom），形成生理性脐疝。第8周，中肠袢在脐腔中生长的同时，以肠系膜上动脉为轴逆时针旋转90°，使中肠袢由矢状位转为水平位，头支从头侧转至右侧，尾支从尾侧转至左侧。第10周，腹腔容积增大，中肠袢陆续从脐腔退回腹腔，脐腔闭锁。头支先退出，尾支后退出，边退边再逆时针旋转180°。头支由右侧转至左侧，分化为空肠和回肠的大部分，位居腹腔的中部；尾支从左侧转至右侧，分化为回肠末端和横结肠的右2/3，主要位居腹腔周边。盲肠突近段形成盲肠，远段形成阑尾。最初，盲肠和阑尾居高位，即肝右叶下方，后降至右髂窝，随之形成升结肠。当中肠袢退回腹腔时，后肠的大部分被推向左侧，形成横结肠的左1/3、降结肠和乙状结肠。直肠和肛管是泄殖腔分隔演化的产物。

第6周以后，卵黄蒂退化闭锁，脱离中肠袢，最终消失。

（五）泄殖腔的分隔和演变

后肠末段的膨大部分为泄殖腔（cloaca），其腹侧与尿囊相连，腹侧尾端以泄殖腔膜封闭。第6~7周时，尿囊与后肠之间的间充质增生，形成一镰状隔膜称尿直肠隔（urorectal septum），突入泄殖腔内将泄殖腔分隔为腹侧的尿生殖窦（urogenital sinus）与背侧的原始直肠。尿生殖窦主要演化为膀胱和尿道（详见第二十四章），原始直肠演化为直肠和肛管上段。最后尿直肠隔与泄殖腔膜融合，泄殖腔膜也被分为腹侧的尿生殖窦膜（urogenital membrane）和背侧的肛膜（anal membrane）。肛膜的外方有一浅凹，称肛凹（anal pit），为外胚层向内凹陷而成。第8周末，肛膜破裂，消化管末端与羊膜腔相通，肛凹加深，演化为肛管下段。肛管上段的上皮来源于内胚层，下段的上皮来源于外胚层，两者以齿状线为界。

（六）肝和胆的发生

第4周时，肝和胆的原基即肝憩室（hepatic diverticulum）形成，它是前肠末端腹侧壁的细胞增生形成向外突出的囊状结构。肝憩室迅速生长并伸入到原始横膈内，其末端膨大，并分为头、尾两支。头支较大，是肝的原基。头支迅速生长形成分支并相互吻合成网状的肝细胞索，肝索上下叠加形成肝板，肝板之间的间隙形成肝血窦。肝板与肝血窦围绕中央静脉，共同形成肝小叶。第2个月，肝细胞之间形成胆小管。

肝憩室尾支较小，其近端伸长形成胆囊管，远端扩大形成胆囊。肝憩室的根部形成胆总管，并与胰腺导管合并开口于十二指肠。

（七）胰腺的发生

第4周末，前肠末端靠近肝憩室处的内胚层细胞增生，向腹侧和背侧突出形成腹胰芽（ventral pancreas bud）和背胰芽（dorsal pancreas bud）。腹、背胰芽的上皮细胞增生，形成细胞索。这些细胞索反复分支，其末端形成腺泡，与腺泡相连的各级分支形成各级导管。于是腹胰芽和背胰芽分别形成腹胰（ventral pancreas）和背胰（dorsal pancreas）。由于胃和十二指肠的旋转和肠壁的不均等生长，致使腹胰与背胰相互靠拢并融合形成单一的胰腺。第3个月一些细胞脱离细胞索进入间充质分化为胰岛，约在第20周时开始行使内分泌功能。

（八）主要畸形

1. 肛门闭锁（imperforate anus）

又称不通肛，肛膜未破或肛凹未与直肠末端相通，常因尿直肠隔发育不全而伴直肠尿道瘘。

2. 消化道狭窄或闭锁

在消化管发生过程中，黏膜上皮曾一度过度增生，致使管腔暂时闭锁，之后过度增生的细胞发生凋亡，重新形成管腔。若管腔重建过程受阻，致使某一段消化管管腔过细或完全无管腔，分别称为消化管狭窄或消化管闭锁，常见于食管和十二指肠。

3. 先天性巨结肠（congenital megacolon）

神经嵴细胞未迁移至某段结肠壁内，使肠壁内副交感神经节细胞缺如，导致该肠管无神经支配，肠壁收缩无力，粪便淤积造成肠腔极度扩张形成巨结肠。常见于乙状结肠。

4. 肠袢转位异常

肠袢在发育中未发生旋转、转位不完全或反向转位而导致消化系统以及其他系统器官异位，如左位阑尾和肝、右位胃、乙状结肠、右位心等。这类异常亦可统称为内脏反位，在临床上易导致医生误诊。

5. 先天性脐疝（congenital umbilical hernia）

胎儿出生时，肠管从脐部膨出的现象，是脐腔未能按时闭锁所致。

6. 脐瘘（umbilical fistula）和 Meckel 憩室

卵黄蒂未按时闭锁，以致回肠与脐之间残留一瘘管，出生后，肠内容物可通过该瘘管溢出，这种异常称为脐瘘。若卵黄蒂退化不完全，在基部保留一段盲囊连于回肠，其顶端有纤维索与脐相连，这种异常称为 Meckel 憩室。

二、呼吸系统的发生

（一）喉、气管和肺的发生

第 4 周时，原始咽尾端底壁正中出现一纵形沟，称喉气管沟（laryngotracheal groove），此沟逐渐加深并从尾端开始愈合形成一盲囊，称喉气管憩室（laryngotracheal diverticulum），位于食管的腹侧。喉气管憩室与食管之间的间充质增生形成气管食管隔。喉气管憩室的头端发育为喉，中段发育为气管，末端膨大并分为左右两支，称肺芽（lung bud），它是主支气管和肺的原基。肺芽呈树枝状反复分支，第 6 个月末，支气管分支已达 17 级，出现了终末细支气管、呼吸性细支气管和少量肺泡。第 7 个月时，肺泡数量增多。肺泡上皮除含 I 型肺泡细胞外，还分化出 II 型肺泡细胞，并分泌表面活性物质。此时，肺泡隔内毛细血管也很丰富，可进行正常呼吸，故 7 个月的早产儿可存活。

（二）主要畸形

1. 气管食管瘘（tracheoesophageal fistula）

气管食管隔发育不良，使气管与食管分隔不完全，两者间有瘘管相连，这种异常称气管食管瘘。

2. 透明膜病（hyaline membrane disease）

II 型肺泡细胞分化不良，不能产生足够的表面活性物质，致使肺泡表面张力增大。胎儿出生后，肺泡不能随呼吸运动而扩张，出现进行性加重的呼吸困难，又称新生儿呼吸窘迫综合征（neonatal respiratory distress syndrome，NRDS）。显微镜检查肺泡塌陷、间质水肿、肺泡上皮表面覆盖一层透明状血浆蛋白膜，故又称透明膜病。该病是造成早产儿死亡的主要原因。

【病例相关分析】

患儿女，4 天，生后喂水奶出现呛咳，吐沫。插胃管下行困难。食管造影：经食管插入胃管注入造影剂显示，食管上段扩张，至 T_3 水平呈盲端样改变，盲端上约 C_7 水平可见一细小瘘道与气管相通。气管及支气管显影，气管约平近端食管盲端下缘水平可见另一瘘道与远端食管相通使远端食管显影。影像学诊断：食管闭锁气管食管瘘（IV型）。手术中见下端食管有一瘘管与气管相连。食管两端相距约 1.2cm。于上段食管盲端向上游离约 2.0cm 处可见一气管食管瘘。

思考

1. 先天气管食管瘘发生是何原因？

2. 对于新生儿喂奶出现呛咳应该注意什么？

解析

1. 先天性食管闭锁及气管 – 食管瘘发生于胚胎发育第 4~6 周。喉气管憩室在发育过程中，气管食管隔发育不良或过度发育，致使气管食管之间有瘘管、食管闭锁或者两种情形共存。

2. 气管食管瘘或食管闭锁的典型临床表现为生后喂奶后呛咳，同时出现呼吸困难及面色发绀。如果新生儿每次喂奶都出现呛咳、吐沫，应该考虑新生儿可能有先天食管畸形，应及时就医，防止食物进入肺，从而引起肺部的严重感染。

（段炳南）

第二十四章　泌尿系统和生殖系统的发生

重点	输尿管和后肾的发生，膀胱与尿道的发生；睾丸与卵巢的发生，男女生殖管道的发生
难点	中肾的发生与演变过程，尿生殖嵴的演变；中肾管和输尿管末端的位置变化（男性），生殖管道的形成与分化
考点	后肾的发生，膀胱与尿道的发生；生殖腺和生殖管道的发生

速览导引图

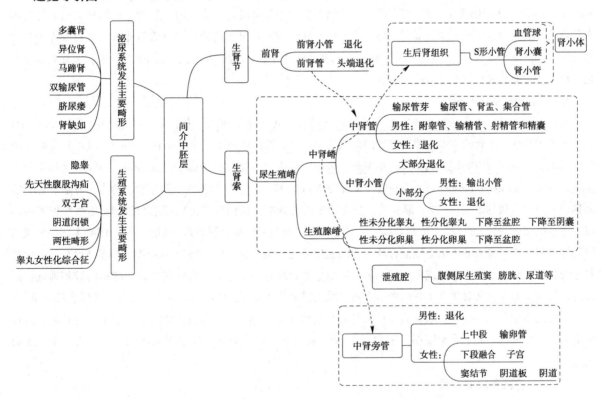

　　泌尿系统和生殖系统在发生上关系密切，它们的主要器官均起源于间介中胚层，而泌尿、生殖管道的末端发生于尿生殖窦。

　　胚胎第 4 周初，随胚体侧褶的形成，间介中胚层逐渐向腹侧移动，并与体节分离，头端的间介中胚层呈节段性生长，称生肾节（nephrotome），尾端形成左、右两条纵行的索状结构，称生肾索（nephrogenic cord）。第 4 周末，生肾索体积不断增大，从胚体后壁突向体腔，在背主动脉两侧形成左右对称的一对纵行隆起，称尿生殖嵴（urogenital ridge），它是肾、生殖腺及生殖管道发生的原基。

而后，尿生殖嵴中部出现一条纵沟，将其分成内、外两部分。外侧部分较长而粗，称为中肾嵴（mesonephric ridge）；内侧部分较短而细，称为生殖腺嵴（gonadal ridge）。

泌尿系统的发育要早于生殖系统。

一、泌尿系统的发生

（一）肾和输尿管的发生

人胚肾的发生可分为三个阶段，即从胚体颈部向盆部相继出现前肾、中肾和后肾。前肾和中肾的出现是重演人类种系发生的过程，后肾存留为永久的肾。

1. 前肾（pronephros）

发生最早，人胚第 4 周初，生肾节形成数条横行细胞索，随后，索的中央出现管腔，称前肾小管（pronephric tubule），其内侧端开口于胚内体腔，外侧端均通入了一条头尾走向纵行的前肾管（pronephric duct）。前肾小管与前肾管构成前肾，前肾在人类无功能意义，第 4 周末前肾小管退化，但前肾管的大部分保留，向尾部继续延伸成为中肾管。

2. 中肾（mesonephros）

发生于第 4 周末，位于前肾尾侧的中肾嵴内，从头至尾相继发生约 80 对横行小管，称中肾小管（mesonephric tubule）。中肾小管呈"S"形弯曲，其内侧端膨大并凹陷成肾小囊，内有从背主动脉分支而来的毛细血管球，即血管球，两者共同组成肾小体；中肾小管外侧端通入向尾延伸的前肾管，此时前肾管改称为中肾管（mesonephric duct），其末端通入泄殖腔。在人类，中肾有短暂的泌尿功能，至第 2 个月末，中肾大部分退化，仅留下中肾管及尾端小部分中肾小管。

3. 后肾（metanephros）

人体永久性肾，由输尿管芽和生后肾组织相互诱导，共同分化而成。人胚第 5 周初，中肾仍在发育中，后肾即开始形成。中肾管末端近泄殖腔处向背侧长出一个盲管，称输尿管芽（ureteric bud）。输尿管芽伸入中肾嵴尾端，诱导间介中胚层细胞向其末端聚集、包绕，形成生后肾组织（metanephrogenic tissue）又称生后肾原基（metanephrogenic blastema）。输尿管芽反复分支达 12 级以上，逐渐演变为输尿管、肾盂、肾盏、乳头管和集合管。集合管的末端呈"T"形分支，分支的末端为盲端，被帽状的生后肾组织包围。这些细胞团再形成 S 形细胞团，进而分化成"S"形弯曲的后肾小管，一端与弓形集合管的盲端相连，另一端膨大凹陷形成双层的肾小囊，并与伸入囊内的毛细血管球（由间充质分化）组成肾小体。"S"形后肾小管逐渐增长，分化成肾小管各段，与肾小体共同组成肾单位。每个远端小管曲部与一个弓形集合管相连接，继而内腔相通连。近髓肾单位发生较早，随着集合小管末端不断向皮质浅层生长并分支，陆续诱导生后肾原基形成浅表肾单位。

肾在发生中位置有变化，随着胎儿腰骶脊柱生长快，胚体由"C"形演变为直立，输尿管的延伸，后肾由最初位于盆腔部，后上升至腰部。第 11～12 周，后肾开始产生尿液，尿液排入羊膜腔，成为羊水的主要成分。

（二）膀胱和尿道的发生

在人胚第 4～7 周时，尿直肠隔将泄殖腔分隔为背侧的原始直肠和腹侧的尿生殖窦两个部分。尿生殖窦又分为三段：①上段较大，发育为膀胱，它的顶端与尿囊相接，在胎儿出生前从脐到膀胱顶的尿囊退化成纤维索，称脐中韧带。左、右中肾管分别开口于膀胱，随着膀胱的扩大，输尿管起始部以下的一段中肾管也扩大并渐并入膀胱，成为其背壁的一部分，于是输尿管与中肾管即分别开口于膀胱。②尿生殖窦的中段颇为狭窄，保持管状，在女性形成尿道，在男性成为尿道的前列腺部和膜部。由于肾向头侧迁移及中肾管继续向下生长等因素的影响，使输尿管开口移向外上方，而中肾管的开口在男性下移至尿道前列腺部；在女性，其通入尿道的部位将退化。③下段在男性形成尿道海绵体部，女性小部分形成尿道下段，大部分则扩大成阴道前庭。

（三）　主要畸形

1. 多囊肾（polycystic kidney）

双侧肾脏发生多个囊肿，囊肿进行性长大，导致肾脏结构和功能损害的一类单基因遗传性疾病。多囊肾是由于单基因突变后，泌尿小管（从肾小管到集合管）某一部分的极度扩张，并不是早先认为的由于集合小管与远端小管未接通所致。

2. 异位肾（ectopic kidney）

凡肾在上升过程中受阻，使出生后肾未达到正常位置者，均称为异位肾，常见位于骨盆内。

3. 马蹄肾（horseshoe kidney）

两肾的下端异常融合而形成一个马蹄形的大肾，其形成是因为肾上升时被肠系膜下动脉根部所阻而致。马蹄肾通常无症状，但可伴有肾盂和肾的异常，使肾易发生梗阻或感染。

4. 双输尿管（double ureter）

由于一个输尿管芽过早分支，形成双输尿管。双输尿管可诱导同侧形成两个肾。

5. 脐尿瘘（urachal fistula）

膀胱顶端与脐之间的脐尿管未闭锁，出生后尿液从脐部漏出，称脐尿瘘。若仅脐尿管中段局部未闭锁并扩张，则形成脐尿管囊肿（urachal cyst）。

6. 肾缺如（renal agenesis）

一侧肾缺如较常见，两侧肾缺如则少见。肾缺如是由于输尿管芽未发生或输尿管芽未能伸入生后肾原基内诱导形成后肾所致。单侧肾缺如，对侧肾可代偿其功能，无临床症状。

二、生殖系统的发生

胚胎的遗传性别虽决定于受精时与卵子结合的精子种类（23，X 或 23，Y），但在胚胎早期，男性和女性的生殖系统是相似的，后期才发生分化。因此，生殖腺、生殖管道和外生殖器的发生过程均可分为早期的性未分化期和后期的性分化期。

（一）　生殖腺的发生

生殖腺由来自生殖腺嵴表面的体腔上皮及其下方的间充质和迁入的原始生殖细胞三个不同的部分。

1. 未分化生殖腺的发生

人胚第 5 周时，生殖腺嵴的表面上皮向其下方的间充质增生形成许多不规则的细胞索，称初级性索（primary sex cord）。位于卵黄囊后壁近尿囊处有许多源于内胚层的大圆形细胞（第 4 周时形成），称原始生殖细胞（primordial germ cell）。第 6 周时，原始生殖细胞以变形运动方式，经背侧肠系膜陆续向生殖腺嵴迁移，约在 1 周内完成。此时的生殖腺还不能分辨出是睾丸或卵巢，所以称未分化生殖腺。

2. 睾丸的发生

具有 Y 性染色体的胚胎，对未分化生殖腺向睾丸方向分化起决定性作用。目前认为，在 Yp11.3 上的性别决定区（SRY，sex-determining region of the Y）基因是决定男性性别的基因片段。该片段可编码睾丸决定因子（testis-determining factor，TDF）。人胚第 7 周，在 TDF 的影响下初级性索与表面上皮分离，向生殖腺嵴深部生长，分化为细长弯曲的睾丸索（testis cord），内含两类细胞，即由初级性索分化来的支持细胞和原始生殖细胞分化的精原细胞。分散在睾丸索之间的间充质细胞分化为睾丸间质细胞，并分泌雄激素。在人胚 14～18 周，间质细胞占睾丸体积一半以上，随后数目迅速下降，出生后睾丸内几乎见不到间质细胞，直至青春期才重现。胚胎时期的睾丸索为实心细胞索，睾丸索的这种结构状态维持到青春期前，然后分化为生精小管。

3. 卵巢的发生

若胚胎缺乏 Y 性染色体的 SRY，则未分化性腺自然向卵巢方向分化。卵巢的形成比睾丸晚。人胚第 10 周时，初级性索退化，被血管和基质所替代，成为卵巢髓质。此后，生殖腺表面上皮又形成新的细胞索，称次级性索（secondary sex cord）或皮质索（cortical cord），它们较短，分散于皮质内。约在人胚第 16 周时，皮质索断裂成许多孤立的细胞团，即为原始卵泡。原始卵泡的中央是一个由原始生殖细胞分化来的卵原细胞，周围是一层由皮质索细胞分化来的小而扁平的卵泡细胞，卵泡之间的间充质组成卵巢基质。胚胎时期的卵原细胞可分裂增生，并分化为初级卵母细胞，停留在第一次减数分裂的前期。

4. 睾丸和卵巢的下降

生殖腺最初位于后腹壁的上方，在其尾侧有一条由中胚层形成的索状结构，称引带（gubernaculum），它的末端与阴唇阴囊隆起相连，随着胚体生长，引带相对缩短，导致生殖腺的下降。第 3 个月时，生殖腺已位于盆腔，卵巢即停留在骨盆缘下方，睾丸则继续下降，于第 7~8 个月时抵达阴囊。当睾丸下降通过腹股沟管时，腹膜形成鞘突包于睾丸的周围，随同睾丸进入阴囊，鞘突成为鞘膜腔，然后，鞘膜腔与腹膜腔之间的通道逐渐封闭。

（二） 生殖管道的发生和演变

1. 未分化期

人胚第 6 周时，男女两性胚胎都具有两套生殖管，即中肾管和中肾旁管（paramesonephric duct，又称 Müller 管）。中肾旁管由尿生殖嵴头端外侧的体腔上皮内陷成纵沟，而后沟缘闭合而成，上段位于中肾管的外侧，两者相互平行；中段弯向内侧，越过中肾管的腹面，到达中肾管的内侧；下段的左、右中肾旁管在中线合并。中肾旁管上端呈漏斗形开口于腹腔，下端是盲端，突入尿生殖窦的背侧壁，在窦腔内形成一隆起，称窦结节（sinus tubercle）。中肾管开口于窦结节的两侧。

2. 男性生殖管道的发生

若生殖腺分化为睾丸，间质细胞分泌的雄激素促进中肾管发育，同时支持细胞产生的抗中肾旁管激素抑制中肾旁管的发育，使其逐渐退化。雄激素促使与睾丸相邻的十几条中肾小管发育为附睾的输出小管，中肾管头端增长弯曲成附睾管，中段变直形成输精管，尾端成为射精管和精囊。

3. 女性生殖管道的发生

若生殖腺分化为卵巢，因缺乏睾丸间质细胞分泌雄激素的作用，中肾管逐渐退化；同时，因缺乏睾丸支持细胞分泌的抗中肾旁管激素的抑制作用，中肾旁管则充分发育。中肾旁管上段和中段分化形成输卵管；两侧的下段在中央愈合形成子宫及阴道穹窿部。阴道的其余部分则由尿生殖窦后壁的窦结节增生而成的阴道板形成。阴道板起初为实心结构，后演变成管道，内端与子宫相通，外端与尿生殖窦腔之间有处女膜相隔。

（三） 外生殖器的发生

1. 未分化期

人胚第 9 周前，外生殖器不能分辨性别。第 5 周初，尿生殖窦膜的头侧的间充质形成一隆起，称生殖结节（genital tubercle）。尿生殖窦膜的两侧各有两条隆起，内侧的较小，为尿生殖褶（urogenital fold），外侧的较大，为阴唇阴囊隆起（labio-scrotal swelling）。尿生殖褶之间的凹陷为尿道沟，沟底覆有尿生殖窦膜。第 7 周时，尿生殖窦膜破裂。

2. 男性外生殖器的发生

在雄激素的作用下，促使外生殖器向男性发育。生殖结节伸长、增粗形成阴茎，两侧的尿生殖褶沿阴茎的腹侧面，从后向前合并成管，形成尿道海绵体部。左右阴唇阴囊隆起移向尾侧，并相互靠拢，在中线处愈合成阴囊。

3. 女性外生殖器的发生

因无雄激素的作用，外生殖器自然向女性分化。生殖结节略增大，形成阴蒂。两侧的尿生殖褶不合并，形成小阴唇。左、右阴唇阴囊隆起在阴蒂前方愈合，形成阴阜，后方愈合形成阴唇后连合，大部分不愈合成为大阴唇。尿道沟扩展，并与尿生殖窦下段共同形成阴道前庭。第 12 周从外生殖器才可辨性别。

（四）主要畸形

1. 隐睾

睾丸未下降至阴囊而停留在腹腔或腹股沟等处，称隐睾（crytorchidism）。隐睾可为单侧或双侧，其中大部分在 1 岁内可降入阴囊。因腹腔温度高于阴囊，故隐睾会影响精子发生，双侧隐睾不及时治疗可造成不育。

2. 先天性腹股沟疝（congenital inguinal hernia）

若腹腔与鞘突间的通道没有闭合，当腹压增大时，部分肠袢可突入鞘膜腔，形成先天性腹股沟疝，多见于男性。

3. 双子宫（double uterus）

左右中肾旁管的下段未愈合所致。较常见的是上半部未全愈合，形成双角子宫。若同时伴有阴道纵隔，则为双子宫双阴道。

4. 阴道闭锁（viginal atresia）

窦结节未形成阴道板，或阴道板未形成管腔。

5. 尿道下裂

左右尿生殖褶未能在正中愈合，造成阴茎腹侧面有尿道开口，称尿道下裂（hypospadias）。

6. 两性畸形（hermaphroditism）

又称半阴阳，是因性分化异常导致的性别畸形，患者的外生殖器介于男、女两性之间。按生殖腺结构不同，两性畸形可分为两类。①真两性畸形：极为罕见，患者体内同时有睾丸及卵巢，性染色体属嵌合型，即具有 46，XY 和 46，XX 两种染色体组型，第二性征可呈男性或女性，但外生殖器分辨不清男、女。②假两性畸形：患者体内只有一种生殖腺，可区分为男性假两性畸形和女性假两性畸形。前者虽具睾丸，但外生殖器似女性，染色体组型为 46，XY，主要由于雄激素分泌不足所致；后者具有卵巢，但外生殖器似男性，染色体组型为 46，XX，由于雄激素分泌过多所致，常见原因为先天性男性化肾上腺增生症，肾上腺皮质分泌过多雄激素，使外生殖器男性化。

7. 睾丸女性化综合征（testicular feminization syndrome）

患者虽有睾丸，也能分泌雄激素，染色体组型为 46，XY，但因体细胞和中肾管细胞缺乏雄激素受体，使中肾管未能发育为男性生殖管道，外生殖器也未向男性方向分化，而睾丸支持细胞产生的抗中肾旁管管激素仍能抑制中肾旁管的发育，故输卵管与子宫也未能发育，患者外阴呈典型的女性，且具有女性第二性征。

【病例相关分析】

患者，14 岁。社会性别：女。患者自诉因月经未来潮，女性第二性征明显，乳房有发育。B 超显示：探头纵切、横切均找不到子宫轮廓，可见弧形骶骨，上方有一薄层软组织，提示先天性子宫缺如，双侧腹股沟包块。性腺六项：促卵泡生成素 FSH 5. 37 IU/L；促黄体生成素 LH 22. 18 mIU/ml；雌二醇 E_2 46. 69 pg/ml，孕酮 PROG 1. 38 ng/ml，垂体泌乳素 PRL 21. 57 ng/ml，睾酮 TESTO 804. 90 ng/dl。染色体核型分析报告示：46，XY（男性核型）。盆腔 MRI 示：右侧盆壁内侧可疑 DWI 高信号，建议动态增强扫描。子宫及双侧卵巢结构未见显示，可见阴道结构。

患者在腹腔镜下行双侧性腺切除术加粘连松解术。术中探查见子宫缺如，两侧盆壁双侧腹股沟附近各见一椭圆形性腺样组织，术中送冰冻切片检查：左右侧性腺片示生精小管及增生的睾丸间质细胞。

思考

1. 本病例最可能的诊断是什么？有何依据？

2. 对本病例的治疗，是引导其向女性方向发育还是男性方向发育？

解析

1. 此病例最可能的诊断是雄激素不敏感综合征或者睾丸女性化综合征。其主要依据是患者染色体核型：46，XY，生殖腺为睾丸，雄激素水平高，但因缺乏雄激素受体，导致男性生殖管道及男性外生殖器不发育，外生殖器和第二性征向女性方向发育。又因睾丸内支持细胞分泌抗中肾旁管素，致使中肾旁管退化，输卵管和子宫也不发育。

2. 对于本病例的治疗，因缺乏雄激素受体，导致雄激素不起作用，只能诱导其向女性方向发育，切除睾丸，补充女性激素。

（段炳南）

第二十五章　心血管系统的发生

重点	原始心血管系统的建立；原始心脏的发生、心脏外形的建立和静脉窦的演变
难点	心脏内部分隔
考点	原始心血管系统的建立；心脏外形的演变；心脏内部分隔及常见的先天性畸形；胎儿的血液循环途径、特点及出生后血液循环的变化

速览导引图

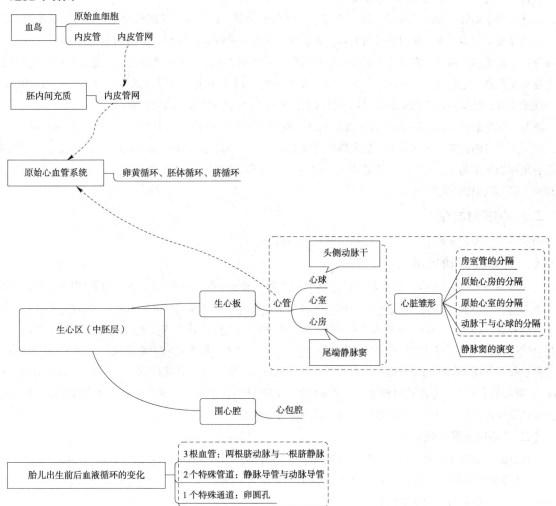

心血管系统起源于中胚层，是胚胎发生过程中最早形成的功能性器官。第 3 周末开始血液循环，第 4 周心脏开始搏动。胚胎血液循环的启动，取代之前简单弥散的营养方式，有效获得养料和排出废物，适应胚胎迅速生长发育的需要。心血管系统首先形成的是原始心血管系统。

一、原始心血管系统的建立

（一）血管的发生

胚胎第 15～16 天的开始形成胚外血管网，卵黄囊壁、体蒂和绒毛膜的胚外中胚层间充质细胞增殖成团，称血岛（blood island）。血岛中央的细胞游离变圆，分化为造血干细胞；周边的细胞分化为扁平的内皮细胞。相邻血岛内皮细胞互相连接形成内皮管即原始血管，相邻内皮管互相通连，逐渐形成原始的胚外毛细血管网。

（二）原始心血管系统的组成

胚胎第 18～20 天，胚体内中胚层间充质出现裂隙，裂隙周边间充质细胞变扁，围成内皮管，邻近的内皮管融合通连，逐渐形成胚内血管网。第 3 周末胚内外内皮管网相互通连。随后内皮管网因血流多少的不同，有的互相融合增粗，有的萎缩消失。原始的血管在结构上无动、静脉之分，必须经过内皮管周围间充质分化为平滑肌和结缔组织才演变为动脉和静脉的结构，并逐渐形成胚体本身、绒毛膜与胚体、卵黄囊与胚体的原始循环通路，即原始心血管系统（primitive cardiovascular system）。

原始心血管系统包括一对心管、左右对称的动脉和静脉。

心管：一对，位于前肠腹侧。第 4 周时，左右心管合并为一条。

动脉：背主动脉（dorsal aorta）1 对，位于原始肠管的背侧。以后从咽至尾端的左、右背主动脉合并成为一条，沿途发出许多分支。从腹侧发出数对卵黄动脉，分布于卵黄囊，还有一对脐动脉（umbilical artery）经体蒂分布于绒毛膜。从背侧发出许多成对的节间动脉，从两侧还发出其他一些分支。腹主动脉位于前肠腹侧，与心管头端相连，左右各一。当两心管合并为一条心管时，两条腹主动脉融合成主动脉囊。弓动脉共 6 对，位于胚胎头端，分别穿行于相应的鳃弓内，连接背主动脉与心管头端膨大的动脉囊。

静脉：前主静脉（anterior cardinal vein）1 对，收集上半身的血液。后主静脉（posterior cardinal vein）1 对，收集下半身的血液。两侧的前、后主静脉分别汇合成左、右总主静脉（common cardinal vein），分别开口于心管尾端静脉窦的左、右角。卵黄静脉（vitelline vein）和脐静脉（umbilical vein）各 1 对，分别来自卵黄囊和绒毛膜，均回流于静脉窦。

二、心脏的发生

心脏的原始细胞来源于生心区，是指口咽膜头端的中胚层。

（一）原始心脏的形成

人胚第 18～19 天，生心区内出现空腔，称为围心腔（pericardiac coelom），围心腔腹侧的中胚层（即脏层）细胞密集，形成前后纵行、左右并列的一对细胞索，称生心板（cardiogenic plate），板的中央变空，逐渐形成一对心管（cadiac tube）。胚体头端向腹侧卷屈，口咽膜头侧的心管和围心腔因头褶转到咽的腹侧，围心腔腹侧的心管转至心腔的背侧。当胚体发生侧褶时，一对并列的心管逐渐向中线靠拢，并从头端向尾端融合为一条。心管与周围的间充质一起在围心腔的背侧渐渐陷入，在心管的背侧出现了心背系膜（dorsal mesocardium），将心管悬连于心包腔的背侧壁。心背系膜的中部很快退化消失，形成一个左右交通的孔道，即心包横窦。心背系膜仅在心管的头、尾端存留，围心腔改称为心包腔。

（二）心脏外形的建立

当心管融合和陷入心包腔时，其周围的间充质逐渐密集，形成一层厚的心肌外套层（myoepicardial mantle），将来分化成为心肌膜和心外膜。内皮和心肌外套层之间的组织为较疏松的胶样结缔组织，称心胶质（cardiac jelly），将来参与组成心内膜。

心管的头端与动脉相连，尾端与静脉相连，为横膈所固定。心管各段因生长速度不同，使心管出现三个膨大，由头端向尾端依次称心球（bulbus cordis）、心室和心房，以后在心房的尾端又出现一个膨大，称静脉窦（sinus venosus）。心房和静脉窦早期位于原始横隔内。静脉窦分为左、右两角，左、右总主静脉，脐静脉和卵黄静脉分别通入两角。心球的头侧延伸部分较细长，称动脉干（truncus arteriosus）。动脉干前端连接动脉囊（aorticsac），动脉囊为弓动脉的起始部。

在心管发生过程中，由于其两端固定，而游离部（即心球和心室部）的生长速度又较心包腔快，因而心球和心室形成"U"形弯曲，称球室袢（bulboventricular loop）；随即心房渐渐离开原始横隔，位置逐渐移至心室头端背侧，并稍偏左；相继静脉窦也从原始横隔内游离出来，位于心房的背面尾侧，以窦房孔与心房通连。此时的心脏外形呈"S"形弯曲，而心房受前面的心球和后面的食管限制，故向左、右方向扩展，膨出于动脉干的两侧。心房扩大，房室沟加深，房室之间遂形成狭窄的房室管（atrioventricular canal）。心球则可分为三段：远侧段细长，为动脉干；中段较膨大，为心动脉球（bulbus arteriosus cordis）；近侧段被心室吸收，成为原始右心室。原来的心室成为原始左心室，左、右心室之间的表面出现室间沟。第5周时，心房已位于心室背侧，心室移到心房的尾侧，至此心脏已初具成体心脏的外形，但内部仍未完全分隔。

（三）　静脉窦的演变和永久性左、右心房的形成

静脉窦位于原始心房尾端的背面，分为左、右两个角，各与左、右总主静脉，脐静脉和卵黄静脉通连。原来的两个角是对称的，以后由于汇入左、右角的血管演变不同，大量血液流入右角，右角逐渐变大，窦房孔也渐渐移向右侧；而左角则萎缩变小，其远侧段成为左房斜静脉的根部，近侧段成为冠状窦。

胚胎发育第7~8周，原始心房扩展很快，以致静脉窦右角被吸收并入右心房，成为永久性右心房的光滑部，原始右心房则成为右心耳。原始左心房最初只有单独一条肺静脉在原发隔的左侧通入，此静脉分出左、右属支，各支再分为两支。当原始心房扩展时，肺静脉根部及其左、右属支逐渐被吸收并入左心房，结果有4条肺静脉直接开口于左心房。由肺静脉参与形成的部分为永久性左心房的光滑部，原始左心房则成为左心耳。

（四）　心脏内部的分隔

人胚第4周，心脏内部的分隔开始，约在第8周末完成。由一个单管心脏分隔为4个腔构成的心脏。

1. 房室管的分隔

心房与心室之间原是以狭窄的房室管通连的。此后，房室管背侧壁和腹侧壁的心内膜下组织增生，各形成一个隆起，分别称为背、腹心内膜垫（endocardiac cushion）。两个心内膜垫彼此对向生长融合，将房室管分隔左、右房室孔。围绕房室孔的间充质局部增生并向腔内隆起，逐渐形成房室瓣，右侧为三尖瓣，左侧为二尖瓣。

2. 原始心房的分隔

胚胎发育至第4周末，在原始心房顶部背侧壁的中央出现一个薄的半月形矢状隔，称原发隔（septum primum）或第1房间隔，此隔沿心房背侧及腹侧壁渐向心内膜垫方向生长，在其游离缘和心内膜垫之间暂留的通道，称原发孔（foramen primum）或第1房间孔。此孔逐渐变小，最后由心内膜垫组织向上凸起，并与原发隔游离缘融合而封闭。在原发孔闭合之前，原发隔上部的中央变薄而穿孔，若干个小孔融合成一个大孔，称继发孔（foramen secundum）或第2房间孔。原始心房被分成左、右两部分，但两者之间仍有继发孔相通。

第5周末，在原发隔的右侧，从心房顶端腹侧壁再长出一个弓形或半月形的隔，称继发隔（septum secundum）或第2房间隔。此隔渐向心内膜垫生长，下缘呈弧形，当其前、后缘与心内膜垫接触时，下方留有一个卵圆形的孔，称卵圆孔（foramen ovale）。卵圆孔的位置比原发隔上的继发孔稍低，两孔呈交错重叠。原发隔很薄，上部贴于左心房顶的部分逐渐消失，其余部分在继发隔的左侧盖于卵圆孔，称卵圆孔瓣（valve of foramen ovale)。出生前，由于卵圆孔瓣的存在，当心房舒张时，只允许右心房的血液流入左心房，反之则不能。出生后，肺循环开始，左心房压力增大，致使两个隔紧贴并逐渐愈合形成一个完整的隔，卵圆孔闭锁，成为完全的房间隔。

3. 原始心室的分隔

心室底壁的心尖处组织向上凸起形成一个较厚的半月形肌性隔膜，称室间隔肌部。上缘游离呈凹形，它与心内垫之间留有一孔，称室间孔，使左、右心室相通。第 7 周末，心动脉球内部形成左、右球嵴，对向生长融合并向下延伸，分别与室间隔肌部的前缘和后缘融合，使室间孔上部的大部分封闭，室间孔其余部分则由心内膜垫的组织增生封闭。室间孔由膜性室间隔封闭，形成完整室间隔，肺动脉干与右心室相通，主动脉与左心室相通。

4. 动脉干与心动脉球的分隔

胚胎发育第 5 周，心球远段的动脉干和心动脉球内膜下组织局部增厚，形成一对向下延伸的螺旋状纵嵴，称动脉干嵴和球嵴（bulbar ridge）。相对生长的纵嵴在中线融合形成螺旋状走行的隔，称主动脉肺动脉隔（aortico - pulmonary septum），将动脉干和心动脉球分隔成肺动脉干和升主动脉。主动脉肺动脉隔呈螺旋状，故肺动脉干成扭曲状围绕升主动脉。主动脉和肺动脉起始处的内膜下组织增厚，各形成三个隆起，逐渐演变成半月瓣。

三、胎儿血液循环和出生后的变化

（一）胎儿血液循环

胎盘脐静脉内含动脉血，富含氧气和营养物质，其中大部分血液经过肝静脉导管直接注入下腔静脉，小部分流经肝血窦，与肝进行物质交换后入下腔静脉。下腔静脉还收集来自下肢、盆腔和腹腔等器官的静脉血，下腔静脉将混合血送入右心房。由于下腔静脉的入口正对卵圆孔，来自下腔静脉的血液约 70% 通过卵圆孔入左心房，仅有少量血液与来自上腔静脉的静脉血液混合，从右心房流入右心室。在左心房内下腔静脉的血与来自肺静脉少量的静脉血混合，经左房室口进入左心室。左心室的血液大部分注入升主动脉及其分支，供应胎儿头部、颈部和上肢，只有少部分血液流入降主动脉。右心室的血液进入肺动脉，此时胎儿肺未执行呼吸功能，肺内压力高，仅少量血液进入肺内。90% 以上肺动脉血液经动脉导管而流入降主动脉，供应腹腔、盆腔器官和下肢外，大部分的血液经脐动脉回到胎盘，与母体血液进行气体和物质交换。

（二）胎儿出生后血液循环的变化

胎儿出生后，胎盘血循环中断，新生儿肺开始呼吸活动，血液循环发生一系列功能和结构改变：①动脉导管闭锁。胎儿出生后动脉导管呈功能性闭合，2~3 个月后结构上闭锁，成为动脉韧带。②脐静脉（腹腔内的部分）关闭。出生后由于脐静脉逐渐闭合成为由脐部至肝的肝圆韧带。③脐动脉关闭。脐动脉大部分闭锁成为脐侧韧带，近膀胱段保留成为膀胱上动脉。④卵圆孔闭锁。出生后脐静脉关闭，从下腔静脉注入右心房的血液减少，右心房压力降低，同时肺开始呼吸，大量血液由肺静脉回流进入左心房，左心房压力增高，导致卵圆孔瓣紧贴于继发隔，使卵圆孔关闭。出生后第 4 个月至 1 年卵圆孔瓣与继发隔完全融合，形成卵圆窝，达到结构上闭锁。⑤静脉导管关闭。出生后至第 2~3 个月，静脉导管完全闭合成为静脉韧带。

四、心血管系统常见先天性畸形

先天性心脏畸形临床上称为先天性心脏病，新生儿发生率约为 0.7%，死产儿约为 2.7%，是新生儿致死的首要原因。

1. 房间隔缺损（atrial septal defect）

最常见的为卵圆孔未闭，通常是第 2 孔过大或位置异常所致。此外，心内膜垫发育不全，原发隔不能与其融合，也可造成房间隔缺损。女性多发于男性。

2. 室间隔缺损（ventricular septal defect）

有室间隔膜性缺损和室间隔肌性缺损两种。膜性室间隔缺损较为常见，参与室间隔膜部形成的任何一部分发育异常都可导致此畸形。室间隔缺损多与大血管异位同时发生，男性多发于女性。

3. 主动脉和肺动脉异位

动脉干嵴和心球嵴不呈螺旋状走行，因而主动脉肺动脉隔呈直板状，主动脉与右心室相延续，肺动脉干与左心室相延续，常伴有房间隔缺损、室间隔缺损或动脉导管未闭，是新生儿发绀性心脏病最常见的类型。

4. 主动脉或肺动脉狭窄

由于动脉干被主动脉肺动脉隔分隔不均，造成主动脉、肺动脉干的不对称分隔，一侧动脉粗大而另一侧动脉狭小，造成主动脉狭窄或肺动脉狭窄，常伴有室间隔膜部缺损。

5. 法洛四联症（tetralogy of Fallot）

包括肺动脉狭窄（右心室出口处狭窄）、室间隔膜部缺损、主动脉骑跨和右心室肥大等四种缺陷。这种畸形发生的主要原因是动脉干嵴和动脉球嵴偏位，使主动脉肺动脉隔向腹侧偏位，动脉干分隔不均，肺动脉狭窄，主动脉粗大和室间隔膜部缺损，粗大的主动脉向右侧偏移而骑跨在室间隔缺损处。肺动脉狭窄使右心室排血阻力增加，从而引起右心室高压和右心室代偿性肥大。

6. 动脉导管未闭

出生后的动脉导管壁平滑肌不能收缩或动脉导管过于粗大，主动脉和肺动脉依然相通。多见于女性，约为男性的 2~3 倍。

7. 动脉干永存

主动脉、肺动脉隔未能正常发育，因而原始动脉干不能被分隔，同时连接骑跨于左、右心室上。左、右心室来的动、静脉血液被混合，新生儿出现供氧不足，多在出生后 1 年内死亡。

【病例相关分析】

患者，男，2 岁，因感冒发热入院，听诊后有心脏杂音。临床：血常规检查白细胞总数和中性粒细胞升高。心脏超声检查显示左房左室稍大，主动脉弓与肺主动脉干之间可见异常血管连接，直径约 1.7mm（肺动脉端），3~4mm（主动脉端）。彩色多普勒可见红色血液从主动脉弓流向肺主动脉干。二尖瓣、三尖瓣关闭时均可见少量蓝色彩流反流，余各瓣膜回声及活动正常。室间隔、房间隔回声连续，主动脉弓完整。

思考

1. 本病例可能的诊断是什么？

2. 该诊断涉及的结构出生前后会发生什么变化？

解析

1. 最可能的诊断是先天性心脏病；动脉导管未闭。

2. 胎儿血液循环及出生后的变化包括 3 根血管、2 根导管与 1 个卵圆孔的结构改变。动脉导管的闭锁指胎儿出生后动脉导管呈功能性闭合，2~3 个月后结构上闭锁，成为动脉韧带。

（黄 河）

第二十六章 神经系统、眼和耳的发生

重点	脑和脊髓的发生；眼球的发生；内耳的发生
难点	神经管和神经嵴的早期分化
考点	神经管和神经嵴的早期分化；神经系统的主要畸形

速览导引图

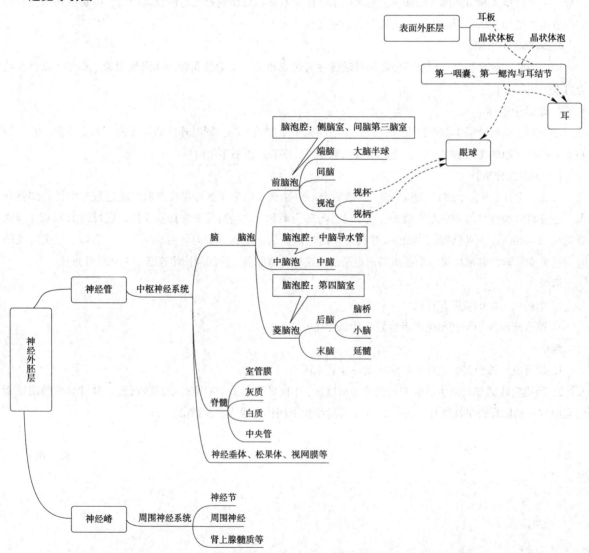

神经系统起源于神经外胚层，由神经管和神经嵴分化而成。神经管主要分化为中枢神经系统，演变为脑、脊髓、神经垂体、松果体和视网膜等；神经嵴主要分化为周围神经系统，演变为神经节、周围神经和肾上腺髓质等。

一、神经系统的发生

（一）神经管和神经嵴的早期分化

人胚第 4 周时，神经管的前段膨大，衍化为脑；后段较细，衍化为脊髓。

神经管壁最初由单层柱状上皮构成，称神经上皮（neuroepithelium）。神经管形成后，管壁变为假复层柱状上皮，上皮的基膜较厚，称外界膜；管壁内存在的一层膜，称内界膜。神经上皮细胞不断分裂增殖，部分细胞迁至神经上皮的外周，成为成神经细胞（neuroblast）。之后，神经上皮细胞又分化出成神经胶质细胞（glioblast），也迁至神经上皮的外周。在神经上皮的外周由成神经细胞和成胶质细胞构成一层新细胞层，称套层（mantle layer）。原来的神经上皮停止分化，变成一层立方形或矮柱状细胞，称室管膜层（ependymal layer）。套层的成神经细胞起初为圆球形，很快长出突起，突起逐渐增长并伸至套层外周，形成一层新的结构，称边缘层（marginal layer）。随着成神经细胞的分化，套层中的成胶质细胞也分化为星形胶质细胞和少突胶质细胞，并有部分细胞进入边缘层。

神经细胞发生过程中，最初形成的神经元数目较多，大部分未能与靶细胞建立联系的神经元都会发生凋亡。神经胶质细胞发生晚于神经细胞。先由神经胶质细胞分化为各类胶质细胞的前体细胞，即成星形胶质细胞和成少突胶质细胞，前者分化为原浆性和纤维性胶质细胞，后者分化为少突胶质细胞。小胶质细胞来源于血液中的单核细胞，发生较晚。

神经嵴（neural crest）位于表面外胚层的下方，神经管的背外侧，为左、右两条与神经管平行的细胞索。神经嵴分化为周围神经系统的神经节和神经胶质细胞、肾上腺髓质的嗜铬细胞、黑色素细胞、滤泡旁细胞、颈动脉体 I 型细胞等。

（二）脊髓的发生

神经管的下段分化为脊髓。脊髓管腔演化三层结构，中间演化为脊髓中央管，室管膜层分化为室管膜，套层分化为脊髓灰质，边缘层分化为脊髓白质。神经管的两侧壁由于套层中成神经细胞和成胶质细胞的增生而迅速增厚，腹侧部增厚形成左右两个基板（basal plate），背侧部增厚形成左右两个翼板（alar plate）。基板和翼板的增厚，导致神经管的内表面出现了左右两条纵沟，称界沟（sulcus limitans）。神经管的顶壁和底壁都薄而窄，分别形成顶板（roof plate）和底板（floor plate）。

成神经细胞和成胶质细胞的增多，左右基板向腹侧突出，导致在两者之间形成了一条纵行的深沟，位居脊髓的腹侧正中，称前正中裂。同样左右翼板也增大向内侧推移并在中线愈合，在中线的融合处形成一隔膜，称后正中隔。基板形成脊髓灰质的前角，其中的成神经细胞分化为躯体运动神经元。翼板形成脊髓灰质后角，其中的神经细胞分化为中间神经元。若干成神经细胞聚集于基板和翼板之间，形成脊髓侧角，其内的成神经细胞分化为内脏运动神经元。神经管的尾端分化成脊髓，神经管周围的间充质分化成脊膜。

（三）脑的发生

脑由神经管的头段演变而成。

1. 脑泡的形成和演变

胚胎第 4 周末，神经管头段形成三个膨大的脑泡（brain vesicle），由头至尾分别为前脑泡、中脑泡和菱脑泡。第 5 周时，前脑泡的头端向两侧膨大，形成左右端脑（telencephalon），以后演变为大脑两半球；前脑泡的尾端则形成间脑。中脑泡变化不大，演变为中脑。菱脑泡演变为头侧的后脑（metencephalon）和尾侧的末脑（myelencephalon）。后脑演变为脑桥和小脑，末脑演变为延髓。

随着脑泡的形成和演变，神经管的管腔也演变为各部位的脑室。前脑泡的腔演变为左右两个侧脑室和间脑中的第三脑室；中脑泡的腔很小，形成狭窄的中脑导水管；菱脑泡的腔演变为宽大的第四脑室。

脑壁的演化与脊髓相似，其侧壁上的神经上皮细胞增生并向外侧迁移，分化成神经细胞和成胶质细胞，形成套层，由于套层的增厚，使侧壁分成了翼板和基板。端脑和间脑的侧壁大部分形成翼板，基板甚小。端脑套层中的大部分都迁至外表面，形成大脑皮质；少部分细胞聚集成团，形成神经核。中脑、后脑和末脑中的套层细胞多聚集成细胞团或细胞柱，形成各种神经核。翼板中的神经核多为感觉中继核，基板中的神经核多为运动核。

2. 大脑皮质的组织发生

大脑皮质由端脑套层的成神经细胞迁移和分化而成。大脑皮质的发生分三个阶段，最早出现的是原皮质，继之出现旧皮质，最晚出现的是新皮质。人类大脑皮质的发生过程重演了皮质的种系发生。海马和齿状回是最早出现的皮质结构，相当于种系发生中的原皮质（archicortex），与嗅觉传导有关。胚胎第 7 周时，大量成神经细胞聚集在纹状体的外侧，分化形成梨状皮质（pyriform cortex），相当于种系发生中的旧皮质（paleocortex）。梨状皮质神经上皮细胞分裂增殖，分批、分期地迁至表层并分化为神经细胞，形成了大脑皮质中出现最晚、面积最大的新皮质（neocortex）。由于成神经细胞分批分期地产生和迁移，因而皮质中的神经细胞呈层状排列。越早产生和迁移的细胞，其位置越深，越晚产生和迁移的细胞，其位置越表浅，即越靠近皮质表层。胎儿出生时，新皮质已形成 6 层结构。

3. 小脑皮质的组织发生

小脑起源于后脑翼板背侧部的菱唇（rhombic lip）。左右两菱唇在中线融合，形成小脑的原基小脑板（cerebellar plate）。胚胎第 12 周时，小脑板的两外侧部膨大，形成小脑半球；中部变细，形成小脑蚓。之后，由从小脑蚓分出了小结，小脑半球分出了绒球。由绒球和小结组成的绒球小结叶是小脑种系发生中最早出现的部分，故称原小脑（archicerebellum），后者与前庭系统保持联系。

起初，小脑板由室管膜层、套层和边缘层组成。胚胎第 10~11 周，室管膜神经上皮细胞增殖并通过套层迁至小脑板的外表面，形成了外颗粒层。这层细胞仍然保持分裂增殖的能力，在小脑表面形成一个细胞增殖区，使小脑表面迅速扩大并产生皱褶，形成小脑叶片。至第 6 个月，外颗粒层细胞开始分化出不同的细胞类型，部分细胞向内迁移，分化为颗粒细胞，位居浦肯野细胞层深面，构成内颗粒层。套层的外层成神经细胞分化为浦肯野细胞和高尔基细胞，构成浦肯野细胞层；内层的成神经细胞则聚集成团，分化为小脑白质中的核团，如齿状核。外颗粒层因大量细胞迁出而变得较少，这些细胞分化为篮状细胞和星形细胞，形成了小脑皮质的分子层，原来的内颗粒层则改称颗粒层。

（四）神经节和周围神经的发生

1. 神经节的发生

神经节起源于神经嵴。神经嵴细胞向两侧迁移，分列于神经管的背外侧并聚集成细胞团，分化为脑神经节和脊神经节。这些神经节均属感觉神经节。神经嵴细胞首先分化为成神经细胞和卫星细胞，成神经细胞进而分化为感觉神经细胞。成神经细胞最先长出两个突起，成为双极神经元，由于细胞体各面的不均等生长，使两个突起的起始部逐渐靠拢，最后合二为一，双极神元变成假单极神经元。卫星细胞是一种神经胶质细胞，包绕在神经元胞体的周围。神经节周围的间充质分化为结缔组织的被膜，包绕整个神经节。

胸段的神经嵴部分细胞迁至背主动脉的背外侧，形成两列节段性排列的神经节，即交感神经节，这些神经节借纵行的神经纤维彼此相连，形成两条纵行的交感链。节内的部分细胞迁至主动脉腹侧，形成主动脉前交感神经节。节中的神经嵴细胞首先分化为交感成神经细胞（sympathetic neuroblast），再由此分化为多极的交感神经节细胞；节中的另一部分神经嵴细胞分化为卫星细胞。交感神经节的外周也有由间充质分化来的结缔组织被膜。

副交感神经节的起源问题尚有争议。有人认为其神经细胞来自中枢神经系统的原基即神经管，也有人认为来源于脑神经节中的成神经细胞。

2. 周围神经的发生

周围神经由感觉神经纤维和运动神经纤维构成，神经纤维由神经细胞的突起和施万细胞构成。感觉神经纤维中的突起是感觉神经节细胞的周围突；躯体运动神经纤维中的突起是脑干及脊髓灰质前角运动神经元的轴突；内脏运动神经的节前纤维中的突起是脊髓灰质侧角和脑干内脏运动核中神经元的轴突，节后纤维则是自主神经节细胞的轴突。施万细胞由神经嵴细胞分化而成，并与发生中的轴突或周围突同步增殖和迁移。施万细胞与突起相贴处凹陷，形成一条深沟，沟内包埋着轴突。当沟完全包绕轴突时，施万细胞与轴突间形成一扁系膜。在有髓神经纤维，此系膜不断增长并不断环绕轴突，于是在轴突外周形成了由多层细胞膜环绕而成的髓鞘；在无髓神经纤维，一个施万细胞与多条轴突相贴，并形成多条深沟包绕轴突，也形成扁平系膜，但系膜不环绕，故不形成髓鞘。

（五）主要畸形

1. 神经管缺陷

神经管闭合不全所引起的一类先天畸形，主要表现是脑和脊髓的异常，并常伴有颅骨和脊柱的异常。

胚胎第4周末神经管的前后神经孔应完全闭合。如果失去了脊索的诱导作用或受到环境致畸因子的影响，神经沟就不能正常地闭合。如头侧的神经沟末闭，就形成无脑畸形（anencephaly）；如尾侧的神经孔未闭合，就形成脊髓裂（myeloschisis）。无脑畸形常伴有颅顶骨发育不全，称露脑（exencephaly）。如果囊中既有脊膜和脑脊液，又有脊髓和神经根，则称脊髓脊膜膨出（meningocele）。由于颅骨的发育不全，也可出现脑膜膨出和脑膜脑膨出（meningoencephalocele），多发生于枕部，缺口常与枕骨大孔相通连。如果脑室也随之膨出，称积水性脑膜脑膨出（meningohydroencephalocele）。

脊髓裂常伴有相应节段的脊柱裂（spina bifida）。脊柱裂可发生于脊柱各段，最常见于腰骶部。脊柱裂的发生程度不同，轻者少数几个椎弓未在背侧中线愈合，留有一小的裂隙，脊髓、脊膜和神经根均正常，称隐性脊柱裂（spina bifida occulta）。严重的脊柱裂可为大范围的椎弓未发育，伴有脊髓裂，表面皮肤裂开，神经组织暴露于外；中度的脊柱裂比较多见，在患处常形成一个大小不等的皮肤囊袋。如果囊袋中只有脊膜和脑脊液，称脊膜膨出（meningocele）。

2. 脑积水（hydrocephalus）

一种比较多见的先天畸形，多由脑室系统发育障碍、脑脊液生成和吸收失去平衡所致，以中脑导水管和室间孔狭窄或闭锁最常见。由于脑脊液不能正常流通循环，致使脑室中积满液体或在蛛网膜下隙中积存大量液体，前者称脑内脑积水，后者称脑外脑积水，其临床特征主要是颅脑增大，颅骨变薄，颅缝变宽。

二、眼的发生

（一）眼球的发生

胚胎第4周，前脑向两侧突出形成左、右两个囊泡，称为视泡（optic vesicle）。视泡远端膨大，贴近体表外胚层，并凹陷形成双层杯状结构，称视杯（optic cup）；视泡近端变细，称视柄（optic stalk），与前脑分化成的间脑相连；与此同时，体表外胚层在视泡的诱导下增厚，形成晶状体板（lens placode）；随后晶状体板凹陷入视杯内，渐与体表外胚层脱离，发育成晶状体泡（lens vesicle）；在视杯内与晶状体泡之间，视杯周围及其与体表外胚层之间充填间充质。眼的各部分就是由视杯与视柄、晶状体泡及它们周围的间充质进一步发育形成的。

1. 视网膜和视神经的发生

胚胎第4周，视杯外层分化为视网膜色素上皮层；内层增厚，结构与脑泡壁类似，以后分化形成视杆细胞、视锥细胞、双极细胞和节细胞等。两层之间的视泡腔变窄直至消失，两层直接相贴，构成视网膜视部。视杯口边缘部，内层上皮不增厚，与外层分化的色素上皮相贴，并在晶状体泡与角膜之间的间充质内延伸，形成视网膜的睫状体部与虹膜部。睫状体部内层上皮分化为非色素上皮，虹膜内层上皮分化为色素上皮。虹膜的外层色素上皮层还分化出虹膜的平滑肌，即瞳孔括约肌和瞳孔开大肌。

胚胎第 5 周，视杯及视柄下方向内凹陷，形成一条纵沟，称脉络膜裂（choroid fissure）。脉络膜裂内含间充质和玻璃体动、静脉，为玻璃体和晶状体的发育提供营养。玻璃体动脉还发出分支营养视网膜。胚胎第 7 周脉络膜裂封闭，玻璃体动、静脉穿经玻璃体的一段退化，遗留残迹称玻璃体管。玻璃体动、静脉近段分化为视网膜中央动、静脉。视柄与视杯相连，也分内、外两层。随着视网膜的发育分化，节细胞的轴突向视柄内层聚集，视柄内层逐渐增厚与外层融合。视柄内、外层细胞演变成星形胶质细胞和少突胶质细胞，与节细胞轴突交错，演变为视神经。

2. 晶状体、角膜和眼房的发生

胚胎第 4 周，晶状体泡由单层上皮组成，逐渐演变成晶状体。晶状体泡前壁细胞立方形，分化为晶状体上皮；后壁细胞高柱状，并逐渐向前壁方向伸长，形成晶状体纤维，泡腔逐渐缩小，直至消失，变为晶状体实体结构。随后，晶状体赤道区上皮细胞不断增生、变长，形成新的晶状体纤维，原有的晶状体纤维及其胞核退化形成晶状体核，新的晶状体纤维逐层添加到晶状体核的周围，使晶状体及晶状体核增大。这一过程持续终身，随年龄的增长速度减慢，故晶状体核可分为胚胎核、胎儿核、婴儿核及成人核等。

在晶状体泡的诱导下，其相对的体表外胚层分化为角膜上皮。在晶状体泡与角膜上皮之间的间充质内出现一个腔隙，即前房。角膜上皮后面的间充质分化为角膜其余各层。晶状体前面的间充质形成一层膜，周边部厚，以后形成虹膜的基质；中央部薄，封闭视杯口，称为瞳孔膜（pupillary membrane）。虹膜与睫状体形成后，虹膜、睫状体与晶状体之间形成后房。出生前瞳孔膜被吸收消失，前、后房经瞳孔相通。

3. 血管膜和巩膜的发生

视杯周围的间充质内层富含血管和色素细胞，分化成眼球壁的血管膜。大部分血管膜贴在视网膜外面，称脉络膜；贴在视杯边缘部的间充质分化为虹膜基质和睫状体的主体。视杯周围外层间充质较致密，分化为巩膜。脉络膜与巩膜分别与视神经周围的软脑膜和硬脑膜相连。

（二） 眼睑和泪腺的发生

胚胎第 7 周时，眼球前方与角膜上皮毗邻的体表外胚层出现上、下两个皱褶，分别形成上、下眼睑。反折到眼睑内面的体表外胚层衍化为复层柱状结膜上皮，与角膜上皮相连。眼睑外面的体表外胚层分化为表皮。皱褶内的间充质则分化为眼睑的其他结构。第 10 周时，上、下眼睑的边缘互相融合，至第 7 或第 8 个月时才重新张开。

上眼睑外侧体表外胚层上皮内陷入间充质，形成泪腺腺泡和导管。泪腺的发育较晚，出生后 6 周才具分泌泪液的功能。

（三） 主要畸形

1. 虹膜缺损

脉络膜裂在虹膜处未完全闭合，造成虹膜下方缺损，致使圆形的瞳孔呈钥匙孔样，称虹膜缺损。此种畸形严重者可延伸到睫状体、视网膜和视神经，并常伴有眼的其他异常。

2. 瞳孔膜残留

覆盖在晶状体前面的瞳孔膜在出生前未退化消失，在晶状体前方保留着残存的结缔组织网，称瞳孔膜残留，轻度残留对视力和瞳孔活动影响不大，出生后亦可随年龄增长而逐渐吸收，若残存的瞳孔膜影响视力，可手术剔除。

3. 先天性白内障

出生前晶状体不透明称先天性白内障，常呈灰白色，多为遗传性，也可由于妊娠早期感染风疹病毒而引起。

4. 先天性青光眼

巩膜静脉窦发育异常或缺失，致使房水回流受阻，眼压增高，视网膜损伤而失明。基因突变或母亲妊娠早期感染风疹是产生先天性青光眼的主要原因。

5. 眼的其他畸形

若两侧视泡在中线合并，则产生独眼畸形（cyclopia），仅在正中部有一个眼，眼的上方常有一管状鼻。倘若视泡未发生或视泡发育受阻则产生无眼或小眼畸形。

三、耳的发生

（一）内耳的发生

胚胎第 4 周时，菱脑两侧的体表外胚层在菱脑的诱导下增厚形成听板（otic placode），继而向下方间充质内陷，与体表外胚层分离，形成一个囊状的听泡（otic vesicle）。听泡呈梨形，向背腹方向延伸增大，形成背侧的前庭囊和腹侧的耳蜗囊，并向背端内侧长出一条小囊管，为内淋巴管。前庭囊形成三个半规管和椭圆囊的上皮，耳蜗囊形成球囊和耳蜗管的上皮，这样听泡及其周围的间充质便演变为内耳膜迷路。第 3 个月时，膜迷路周围的间充质分化成一个软骨囊，包绕膜迷路。约在第 5 个月时，软骨囊骨化成骨迷路。膜迷路就完全被套在骨迷路内，两者间仅隔以狭窄的外淋巴间隙。

（二）中耳的发生

胚胎第 9 周时，第 1 咽囊向背外侧扩伸，远侧盲端膨大成鼓室，近端细窄形成咽鼓管。鼓室内胚层与第 1 鳃沟底的外胚层相贴，分别形成鼓膜内、外上皮，两者之间的间充质形成鼓膜的结缔组织。鼓室上方的间充质密集形成三块听小骨原基，听小骨在第 6 个月突入鼓室内。

（三）外耳的发生

外耳道由第 1 鳃沟演变成。胚胎第 2 月末，第 1 鳃沟向内深陷，演变成外耳道外侧端。管道的底部外胚层细胞增生形成一上皮细胞板，称外耳道栓。第 7 个月时，外耳道栓内部细胞退化吸收，形成管腔，成为外耳道的内侧段。

第 6 周时，第 1 鳃沟周围的间充质增生，形成 6 个结节状隆起，称耳丘（auricular hillock）。这些耳丘围绕外耳道口合并，演变成耳郭。

（四）主要畸形

先天性耳聋（congenital deafness）和耳郭畸形是最常见的耳畸形。内、中、外耳的发育异常均可导致先天性耳聋，如外耳道栓细胞未吸收；中耳鼓室闭锁或听小骨发生异常，造成听骨链僵直、内耳骨迷路、膜迷路发育异常等。先天性耳聋大多是遗传因素引起，但有些是由于致畸因素的干扰，如妊娠早期感染风疹病毒，导致螺旋器损伤或妊娠后期强噪音对胎儿听力的损伤。先天性耳聋患儿因听不到语言，不能进行语言学习和锻炼，成为聋哑症。

【病例相关分析】

孕妇，33 岁，孕 1 产 0，孕 24 周，既往无不良孕产史，唐氏筛查无异常。系统超声检查：宫内单活胎，双顶径 6.22cm，头围 22.06cm，小脑横径 2.45cm，腹围 19.02cm，肱骨 3.62cm，股骨 4.52cm。前壁胎盘，成熟度 I 级，羊水指数 20.15cm。胎儿头颅光环完整，颅内结构正常，透明隔腔存在，侧脑室前角及后角均无增宽，小脑形态正常，蚓部存在。胎儿心脏、腹部及四肢扫查均未见异常声像。胎儿上唇及硬腭正中部分回声中断，上唇部断端宽约 0.53cm，硬腭部断端宽约 0.56cm。冠状面扫查胎儿眼声部可探及线状睑裂回声。横向扫查胎儿眼部，双侧眼眶内未探及正常眼球结构，仅可见类圆形无回声小囊，其内可见不规则团状偏强回声，回声不均且与周围眼眶结构分界不清。超声提示：①宫内单活胎；②胎儿双眼发育异常，考虑无眼畸形；③胎儿唇腭裂（Ⅲ度）。后行 MRI 检查提示胎儿无眼畸形。孕妇后引产出一男性死婴，尸检所见：死婴上下眼睑及眼裂存在，眼眶内无眼球，仅见少量脂肪组织，颜面部Ⅲ度唇腭裂。

思考

1. 眼的结构正常发育过程是什么？

2. 本病例应是哪一环节出现问题导致无眼畸形？

解析

1. 人胚第 4 周时，前脑侧壁向外侧突出形成左右两个视泡。视泡远端膨大并向内凹陷形成双层杯状结构，称视杯。视泡近端变细，称视柄，并与间脑相连。视杯分内、外两层。视杯内层分化为视网膜的视杆细胞、视锥细胞、双极细胞和节细胞，视杯外层分化为视网膜的色素上皮层。在视杯口边缘部，内层细胞不增生，可与外层分化的色素上皮相贴，形成视网膜盲部。

2. 胚胎在发育过程中，视泡未发生或视泡发育受阻则产生无眼或小眼畸形。

（黄　河）